Larena Lambert

Kräuter und Heilpflanzen für Frauen

Larena Lambert

Kräuter und Heilpflanzen für Frauen

Tees, Tinkturen und Salben aus der Naturmedizin selbst herstellen

ISBN 978-3-8094-4329-2

1. Auflage

Projektleitung: Martha Sprenger
Redaktion: Herta Winkler, Großkarolinenfeld
Layout: Guter Punkt GmbH & Co. KG, München
Umschlaggestaltung: Atelier Versen, Bad Aibling
Gesamtproducing: JUNG MEDIENPARTNER GmbH, Limburg/Lahn
Herstellung: Timo Wenda

Penguin Random House Verlagsgruppe FSC® N001967

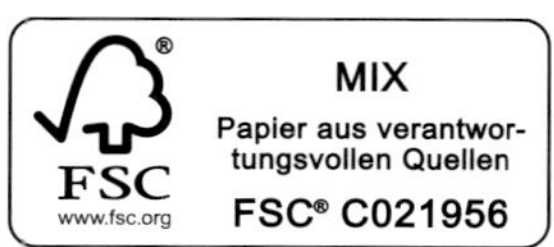

Druck und Bindung: Litotipografia Alcione Srl., Lavis, Trient, Italien

Printed in Italy

INHALTSVERZEICHNIS

HAUT UND HAARE ... 104

KNOCHEN UND GELENKE ... 122

EINLEITUNG

Seit vielen Tausend Jahren bedienen sich die Menschen an Kräutern und Heilpflanzen zur Bekämpfung von Krankheiten. Selbst unsere ältesten Verwandten und Vorfahren in der Evolution, die Menschenaffen (Hominide), nutzten bereits Heilpflanzen und sie tun dies noch immer. Selbst Hunde und Katzen fressen bestimmte Kräuter und Gräser, wenn sie Verdauungsprobleme haben, damit sie den Mageninhalt erbrechen können. Sie wissen instinktiv, was ihnen hilft.

In der Historie der Menschen hatten neben Druiden und Schamanen besonders Frauen schon immer eine starke Affinität zu Kräutern und Heilpflanzen, weil Ihnen meist die Aufgabe der Pflege von Alten und Kranken zufiel. Vor allem ältere Frauen wussten um die Wirkung von Heilpflanzen, wo man sie findet und wie man sie anwendet. Dieses Wissen wurde über viele Generationen weitergegeben. Viele Menschen haben heute das Wissen von Anwendung und Wirkung dieser Pflanzen verloren, da man sich leichter auf die moderne Pharmazie verlässt. Doch es gibt viele gute Gründe, sich dieses alte Wissen wieder anzueignen. Heilpflanzen haben den großen Vorteil, dass sie kaum Nebenwirkungen haben und bei vernünftiger Anwendung auch nicht abhängig machen.

In jüngerer Zeit erleben wir es immer wieder, dass bestimmte Medikamente nicht verfügbar sind, weil diese irgendwo in der Welt produziert werden und die Lieferkette unterbrochen wurde. Unsere heimischen Heilkräuter bzw. die daraus gewonnenen Heilmittel sind praktisch immer verfügbar. Oft müssen wir auch feststellen, dass künstlich hergestellte Antibiotika und Impfstoffe nicht mehr wirksam sind, weil Bakterien und Viren gegen diese resistent geworden sind. Dies kommt bei antibiotisch wirkenden Pflanzenstoffen nur selten vor.

Allerdings kann es sein, dass sich bei der Anwendung der Heilpflanzen allergische Reaktionen und Unverträglichkeiten zeigen. In diesen Fällen ist die Medikation sofort abzusetzen und ein Arzt oder eine Ärztin zu konsultieren. Am besten ist es ohnehin, dass man auch pflanzliche Wirkstoffe jeder Art nicht ohne ärztliche Absprache und Beratung einnimmt.

Die Wirkung heilpflanzlicher Mittel ist auf keinen Fall zu unterschätzen. Die Pflanzen haben über viele Millionen Jahre der Evolution ihre Inhaltsstoffe zur eigenen Verteidigung gegen Fressfeinde, Pilze und andere Krankheiten entwickelt. Diese starken Inhaltsstoffe können wir auch nutzen.

Anhand von Erklärungen, praktischen Anleitungen und Rezepten werden die verschiedenen Kräuter und Heilpflanzen und ihre Anwendung vorgestellt. Im Sachwortregister, am Ende des Buches, können Sie nach bestimmten Krankheitsbildern oder Heilkräutern suchen, damit Sie immer die richtige Pflanze oder das richtige Rezept zu Ihrem speziellen Leiden finden.

Das Buch will Ihnen mit einfachen, aber wirkungsvollen Naturrezepten zeigen, wie man sich damit selbst helfen oder die Abwehrkräfte stärken kann. Es widmet sich häufig auftretenden Krankheiten und Gesundheitsstörungen, die vorwiegend bei Frauen auftreten. Die Zubereitung von Heilmitteln wie Tees, Tinkturen oder Salben wird leicht verständlich und nachvollziehbar beschrieben. Auch die natürlichen Pflanzenheilmittel aus der Apotheke oder Drogerie werden vorgestellt.

Dieses Buch ist nicht dazu gedacht, Krankheiten unbedingt selbst zu heilen, und ersetzt nicht Diagnose und Behandlung durch den Arzt oder die Ärztin. Heilkräuter besitzen oft sehr starke Wirkstoffe, die in Verbindung mit anderen Medikamenten und in Kombination mit anderen Heilpflanzen ungewollte und sogar gefährliche Auswirkungen haben können. Besonders schwangere und stillende Frauen sollten sehr vorsichtig damit umgehen.

Das klärende Gespräch mit Ihrer Ärztin oder Ihrem Arzt vor der Anwendung von Naturheilmitteln ist in jedem Fall dringend anzuraten.

Ich wünsche Ihnen viel Gesundheit und Erfolg bei der Anwendung der Heilpflanzen und dass Sie für jedes Leiden das richtige Kräutlein finden.

Ihre Larena Lambert

Pflanzliche Inhaltsstoffe und ihre Wirkung

Unter dem Begriff „sekundäre Pflanzenstoffe" werden Substanzen unterschiedlicher Struktur zusammengefasst. In der Naturmedizin sind heute mehr als 100.000 verschiedene Pflanzenstoffe bekannt. Davon kommen rund 6.000 bis 8.000 in der menschlichen Nahrung vor. Aufgrund der chemischen Struktur und Wirkung werden diese Pflanzenstoffe in verschiedene Gruppen eingeteilt.

Alkaloide

Bei den Alkaloiden handelt es sich um meist basische, bitter schmeckende Stickstoffverbindungen, die im Stoffwechsel von Pflanzen entstehen und bestimmte Wirkungen auf den Organismus von Mensch und Tier besitzen. Alkaloide sind in der Regel giftige Naturstoffe, die nur in sehr geringen Mengen verabreicht werden dürfen.
In hoher Dosis sind sie toxisch (giftig), aber in geringer Menge können sie stimulierende oder hemmende therapeutische Wirkung, wie zum Beispiel auf das zentrale Nervensystem, haben. Bekannte Beispiele sind die Pflanzenstoffe Coffein, Capsaicin, Theobromin, Nicotin, Morphin. In der richtigen Dosierung sind sie unverzichtbare medizinische Hilfsmittel. Bei einer Überdosis können sie lebensgefährlich sein.

Glykoside

Die Wirkungen der Glykoside sind sehr vielseitig. Bekannt sind die Herzglykoside Digoxin und Digitoxin der hochgiftigen Fingerhutpflanze. In geringer Dosierung steigern sie die Schlagkraft des Herzens. Als pflanzliches Antibiotikum werden auch Aminoglykoside als Impfstoffe eingesetzt. Für ihre antimikrobielle Wirkung sind die Senfölglykoside von Rettich, Meerrettich, Senf, Kresse, Kapuzinerkresse und Kohl mit ihrem bitterscharfen Geschmack bekannt. Senfölglykoside aus Kapuzinerkresse und Meerrettichwurzel werden in Kombination zur Behandlung von Atemwegs- und Harnwegsinfekten eingesetzt.

Saponine

Die meisten Saponine hemmen die Vermehrung von Mikroorganismen, insbesondere von Pilzen. Sie haben seifenähnliche Eigenschaften und können die Oberflächenspannung von Wasser verringern. Saponine wirken schleimlösend, antibakteriell und entzündungshemmend bei Husten und Bronchitis.

Bitterstoffe

Bitterstoffe sind meist Glykoside oder Alkaloide. Sie wirken appetitanregend und fördern die Verdauung. Sie finden sich vermehrt in der Enzianwurzel, im Löwenzahn, im Rucolasalat, im Wermut, in der Schafgarbe und im Beifuß.

Gerbstoffe (Tannine)

Diese Substanzen haben eine zusammenziehende und antibakterielle Wirkung auf Haut und Schleimhaut. Sie kommen vor allem als Gurgellösungen und Wundauflagen zum Einsatz. Gerbstoffe werden auch als Tannine bezeichnet. Sehr gerbstoffreich sind Eichenblätter, Walnussrinde, grüner Tee, Kaffee und Angelikawurzel.

Flavonoide

Flavonoide wirken antibakteriell, antioxidativ und entzündungshemmend. Sie werden von Pflanzen als (Blüten-)Farbstoffe und als Fraßschutz gebildet. Auch die dunklen Farbstoffe von Beeren, besonders der Aroniabeere, sind Flavonoide. Wer sich flavonoidreich ernährt, ist besser vor Herz-Kreislauf-Erkrankungen geschützt.

Cumarine

Diese Stoffe hemmen die Blutgerinnung. Darüber hinaus können sie gegen Insektenbefall wirken, beispielsweise als Inhaltsstoff von Mottenkissen. Bekannte cumarinhaltige Pflanzen sind Waldmeister und Zimt.

Ätherische Öle

In intensiv riechenden Pflanzen sind ätherische Öle enthalten. Durch ihre ölige Konsistenz werden sie leicht über die Haut oder über die Schleimhäute der Atemwege oder des Magen-Darm-Traktes aufgenommen. Sie haben ein breites Wirkspektrum und sind entzündungshemmend. Das ätherische Öl des Thymians besitzt sekretlösende und entkrampfende Wirkung zum Beispiel gegen Erkältungskrankheiten.

Schleimstoffe

Schleimstoffe bilden einen Schutzfilm auf Haut und Schleimhäuten und wirken reizmildernd und entzündungshemmend. Sie quellen im Wasser auf und können so auch Gele ausbilden. Unlösliche Schleimstoffe wirken als Ballaststoffe. Sie quellen im Darm auf und wirken abführend (zum Beispiel Flohsamenschalen).

Die Hormone der Frau

Im weiblichen Zyklus und der Fruchtbarkeit der Frau spielen die Östrogene und das Progesteron die Hauptrolle. Sie haben als Geschlechtshormone aber auch Einfluss auf viele andere Körperfunktionen. Sie sind jedoch nicht die einzigen Hormonstoffe, die Gesundheit und Vitalität der Frau mitbestimmen.

In jeder Lebensphase und mit fortschreitendem Alter verändern sich auch die Anteile der körpereigenen Hormone im weiblichen Körper. Das Zusammenspiel der Hormone verändert sich bei der Frau ständig. Schon aufgrund des monatlichen Menstruationszyklus und dem ständigen Auf- und Abbau der Fruchtbarkeit ergeben sich häufige Hormonschwankungen. Auch die Einnahme von hormonellen Verhütungsmitteln oder Hormonen zur Steuerung der Schilddrüsenfunktion sind eine Belastung für den Körper. Besonders während einer Schwangerschaft sind die Hormonschwankungen für eine Frau ständig spürbar. Diese verändern sich aber mit dem Tag der Niederkunft sofort und dramatisch.

Bei Frauen ab 45 Jahren beginnt dann die Phase des Klimakteriums, das heißt des Ausbleibens regelmäßiger Menstruation. Diese Phase verläuft fast bei jeder Frau anders und bringt die unterschiedlichsten Auswirkungen mit sich.

Die meisten Krankheiten und Gesundheitsstörungen werden durch unsere Hormone beeinflusst und es ist auch für die Schulmedizin oft schwierig, die genauen Ursachen zu diagnostizieren. Aber ohne ärztlichen Rat geht es meist gar nicht. Es gibt aber hilfreiche Kräuter, die Gesundheitsprobleme lindern können. Auch eine gesunde und vollwertige Ernährung sowie sportliche Aktivitäten helfen dabei.

Heilpflanzen und Kräuter sammeln

Wer draußen in der Natur Kräuter und Heilpflanzen sammeln möchte, darf niemals geschützte Pflanzen ernten. Auch von ungeschützte Pflanzen erntet man nur so viel, wie man unbedingt benötigt. Auch ein einzelnes Pflänzchen darf man niemals pflücken, es muss stehen bleiben, um sich vermehren zu können. Es gehört zur Achtung der Natur mit allen Lebewesen möglichst rücksichtsvoll umzugehen.

Konservieren und Aufbewahren von Heilpflanzen

Es gibt verschieden Methoden, um die Heilkräfte der Kräuter, Samen, Früchte und Wurzeln als Vorrat zu halten:

Pflanzen trocknen: Alles, was zu Sträußen gebunden werden kann, hängt man in einem luftigen, der Sonne abgewandten Raum zum Trocknen auf. Wenn die Sträuße rascheln, werden sie bis auf die harten Stiele mit einer Schere zerkleinert. Das Trockengut wird in luftdicht verschlossenen Schraubgläsern in einen dunklen Raum gestellt. So kann man sich zum Beispiel Tees aufbewahren. Alle Pflanzenteile, die für Tees gesammelt und nicht aufgehängt werden können, wie zum Beispiel Blüten, legt man in Körbchen oder in Siebe, die mit weichen Papiertüchern ausgelegt werden, zum Trocknen aus. Die getrockneten Blüten bewahrt man ebenfalls in einem Schraubglas auf. Der Tee sollte innerhalb eines Jahres verbraucht werden.

Konservieren als Tinktur: Eine weitere Möglichkeit des Haltbarmachens ist die Herstellung einer Tinktur, also das Einlegen in Alkohol. Grundsätzlich können alle Teile einer Heilpflanze in Alkohol eingelegt werden. Die Wurzeln werden gesäubert und zerkleinert. Blüten und kleinere Blätter werden nicht gewaschen. Größere Blätter säubert man vorsichtig, bevor sie zwischen Küchenpapier getrocknet und zerkleinert werden. Dann werden alle Teile in Gläser oder Flaschen bis etwa zur Hälfte gefüllt und mit 38- bis 42-prozentigem Alkohol aufgegossen, sodass alle Teile von der Flüssigkeit bedeckt sind. Die Gefäße lässt man dann bei Zimmerwärme für etwa sechs Wochen stehen. Danach wird die Flüssigkeit abgefiltert und in etikettierte dunkle Dosierfläschchen abgefüllt. Tinkturen werden stark verdünnt eingenommen. Etwa 15 bis 20 Tropfen auf 100 Milliliter Tee oder Mineralwasser.

Von fast allen oberirdischen Pflanzenteilen kann man Tinkturen herstellen. Sie sind nahezu unbegrenzt haltbar, da der Alkohol die Substanzen konserviert.

Tinkturen ohne Alkohol: Für Kinder und Alkoholkranke kann man auch Tinkturen mit Bioapfelessig und Olivenöl herstellen. Man verwendet einfach den Apfelessig und das Olivenöl zu zwei gleichen Teilen anstatt des Alkohols (siehe oben). Die Haltbarkeit ist aber auf maximal drei Monate begrenzt.

MENSTRUATIONSPROBLEME

Vorab gesagt: Menstruationsprobleme sind oft funktionell bedingt und müssen nicht zwingend eine organische Ursache haben. Dennoch ist es wichtig, dass *vor* jeder Behandlung mit Heilkräutern durch einen Arzt oder eine Ärztin abgeklärt werden muss, ob nicht doch Myome, Zysten, Schilddrüsenprobleme oder andere Krankheiten als Auslöser für die Veränderung während der Regelblutung infrage kommen!

Menstruation bei jungen Frauen und Mädchen

Auf dem Weg vom Mädchen zur Frau bleibt es nicht aus, sich mit dem Thema Regelblutung und dem manchmal damit verbundenen Unwohlsein zu beschäftigen. Es sind heutzutage fast 20 Prozent vor allem der jungen Frauen, die unter den Beschwerden leiden. Neben schlechter Laune und Reizbarkeit kommen dann meist auch noch krampfartige Schmerzen vor und während der Menstruation hinzu. Regelschmerzen werden durch das sehr schnelle Zusammenziehen der Muskulatur ausgelöst. Dabei werden Botenstoffe ausgeschüttet, die dem Gehirn melden, dass Schmerzen vorherrschen. Diese müssen nicht nur den Bauchraum betreffen. Häufig spüren die Frauen diese bis in den Rücken oder in der Oberschenkelpartie.

Kauen Sie Dillsamen

Dill (Anethum) wirkt krampflösend, beruhigend und hilft, die Bauchschmerzen zu lindern, wird aber in Europa noch nicht so lange als Heilmittel angewendet. Wenn sich während der Regelblutung immer wieder stärkere Phasen der Blutung einstellen und Sie dies über einen längeren Zeitraum bei sich beobachten, kann es helfen, wenn Sie bereits ungefähr vier Tage vor dem Einsetzen der Blutung mit dem Kauen von Dillsamen beginnen. Um eine Wirkung zu erzielen, kauen Sie dreimal täglich einen Teelöffel der Samen. Die Behandlung sollte dann aber auch wieder ungefähr drei Tage vor dem Ende der Regelblutung beendet werden. Wem das Kauen der Samen nicht zusagt, kann sich mit diesen alternativ auch einen Tee zubereiten.

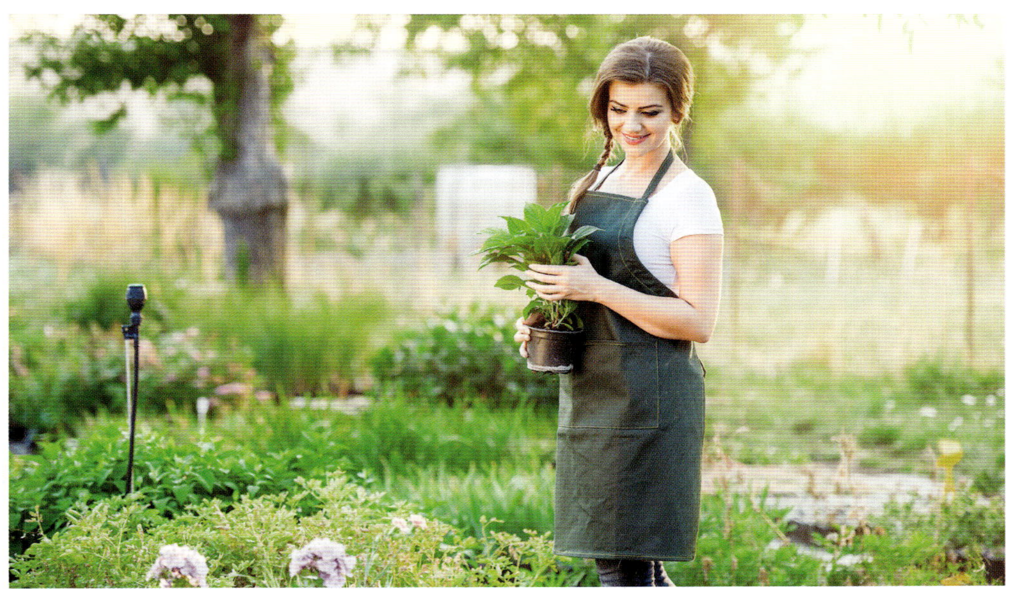

Dillsamentee

Sie benötigen dazu etwa einen Teelöffel der Samen. Um die ätherischen Öle besser wirksam werden zu lassen, sollten die Samen vor dem Überbrühen mit kochendem Wasser im Mörser etwas zerstoßen werden. Wem der Geschmack zu bitter ist, kann den Tee reichlich mit Honig süßen. Nebenbei hilft dieser Kräutertee auch noch gegen innere Unruhe und Nervosität. Bitte beachten Sie, dass das Trinken von mehr als drei Tassen Dillsamentee pro Tag nicht empfohlen wird.

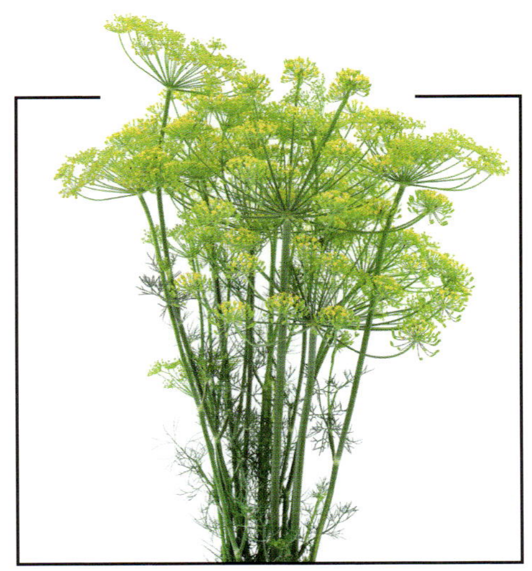

TIPP:

Wer im eigenen Garten Küchenkräuter anbaut, bei dem wächst auch sicherlich Dill. Lassen Sie ihn nach der Blüte Samen bilden. Färben sich die Blütenstände braun und sind trocken, können diese geerntet werden. Wem der Hausgarten fehlen sollte, kann sich Dillsamen auch in der Apotheke besorgen.

Die Natur hält viele Kräuter für uns Frauen bereit, die bei Krämpfen im Unterleib vor und während der Regelblutung helfen. Erwähnenswert sind hier die **Echte Kamille *(Matricaria chamomilla)***, die **Gemeine Schafgarbe *(Achillea millefolium)***, der **Frauenmantel *(Alchemilla)*** und das **Gänsefingerkraut *(Argentina anserina)***. All diesen Heilpflanzen ist eine krampflösende Wirkung zuzuordnen. Wenn diese nun zusammen als Teemischung aufbereitet werden, sollten die Bauchkrämpfe bald der Vergangenheit angehören.

WICHTIG: All diese Heilpflanzen sind in der Natur an verschiedenen Plätzen zu finden. Echte Kamille findet man am Wegesrand, Gemeine Schafgarbe auf Wiesen, Frauenmantel wächst oft in Gräben und das Gänsefingerkraut findet man am Ufer.

Kräutertee mit Kamille, Schafgarbe, Frauenmantel und Gänsefingerkraut

Das sind die benötigten Kräuter: Echte Kamille *(Matricaria chamomilla)*, Gemeine Schafgarbe *(Achillea millefolium)*, Frauenmantel *(Alchemilla)* und Gänsefingerkraut *(Argentina anserina)*. Um den Kräutertee zuzubereiten, benötigt man von all diesen Kräutern jeweils 20 Gramm. Geben Sie diese in Ihre Lieblingstasse und überbrühen alles mit 250 Milliliter kochendem Wasser. Zehn Minuten ziehen lassen und dann abseihen. Den Tee sollten Sie so warm wie möglich dreimal am Tag trinken.

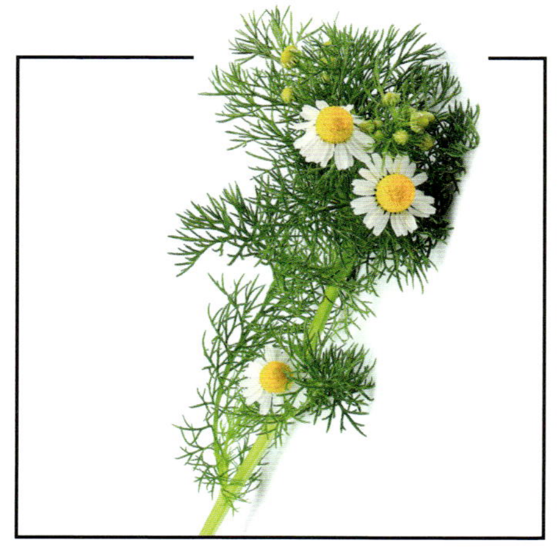

TIPP: Nicht alle Pflanzen wird man auf einmal finden. Aber das macht nichts. Sie können die Kräuter in Ruhe suchen und ernten, um sie dann zu trocknen. Wer sich in der Pflanzenkunde nicht so gut auskennt, besorgt sich die Zutaten für den Tee einfach in der Apotheke.

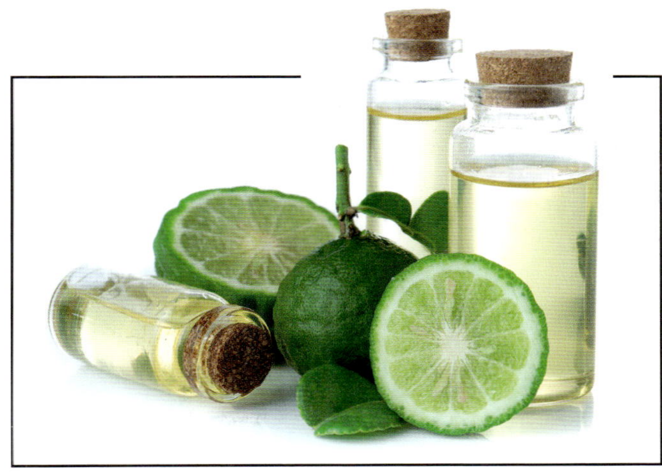

TIPP: Die ätherischen Öle selbst dürfen nicht direkt auf die Haut aufgetragen werden, da es sonst zu starken Hautreizungen kommen kann.

Als Alternative ist auch die Behandlung des Unterleibs mit einem Massageöl angezeigt. Damit kann man den betroffenen Bereich sanft massieren. Nach der Massage sollte der Unterleib mit einem Körnerkissen warmgehalten werden, sodass der Bauch sich entkrampfen kann. Die dazu benötigten Öle und Tinkturen sollten Sie sich am besten direkt in der Apotheke besorgen.

Massageöl bei Regelschmerzen

Für die Herstellung geben Sie zu etwa 50 Milliliter Biosesamöl folgende Zutaten: drei Tropfen Cistrosenöl *(Cistus)*, sieben Tropfen Limettenöl *(Citrus x latifolia)*, vier Tropfen Myrtenöl *(Myrtus communis)*, drei Tropfen Muskatellersalbeiöl *(Salvia sclarea)* und drei Tropfen Nardenöl *(Nardostachys jatamansi)*. Wenn alles in der Schraubflasche ist, schütteln Sie die Flasche so lange durch, bis sich alle Öle miteinander vermischt haben. Nach der Anwendung sollte das Massageöl an einem dunklen Platz aufbewahrt werden. Das Öl lässt sich über einige Monate aufbewahren.

Menstruation bei Frauen von 20 bis 40 Jahren

Frauen in der Altersgruppe von 20 bis 40 stehen im Leben. Sowohl beruflich und auch privat ändert sich in dieser Lebensphase meist sehr viel. Es ist dann durchaus zu verstehen, dass die Monatsblutung am liebsten fast unbemerkt vorbeiziehen sollte. Doch häufig setzen sich die Beschwerden fort, die in der Pubertät begonnen haben.

Die Tage vor den Tagen sind häufig geprägt von Heißhungerattacken. Man neigt dazu, alles, was in sichtbarer Nähe erscheint, zu sich zu nehmen müssen. Dazu gehört oft auch Fastfood. Sie fühlen sich verstopft und kaum ist die Blutung da, kehrt sich das Ganze um und Sie haben plötzlich Durchfall. Begleitet wird dies oft von Blähungen und Schmerzen im Unterbauch.

Echter Kümmel *(Carum carvi)* wirkt im Dickdarm verdauungsfördernd, krampflösend und keimbindend.

Kümmeltinktur

Kümmelsamen haben die meisten bei sich zu Hause. Also können Sie die Tinktur recht einfach selbst herstellen. Dazu zerstoßen Sie zunächst etwa vier Esslöffel der Kümmelsamen im Mörser und geben dann alles in ein Glas mit Schraubdeckel. Übergießen Sie die Samen mit 200 Milliliter 40-prozentigem Doppelkorn. Das Glas wird fest verschlossen und für einen Monat an einen warmen Platz gestellt. Zwischendurch muss der Tinkturansatz regelmäßig geschüttelt werden. Ist der Zeitraum verstrichen, gießen Sie die fertige Tinktur durch einen Kaffeefilter in eine dunkle Flasche.

Kümmeltee

Wer nicht so lange warten möchte, bis die Tinktur fertig ist, kann aus den Samen auch einen verdauungsanregenden Tee herstellen. Dazu zwei Teelöffel der zerstoßenen Samen mit kochendem Wasser überbrühen. Nach zehn Minuten abseihen und in kleinen Schlucken trinken.

TIPP: Wenn sich dann wieder einmal vor der Periode Verdauungsprobleme einstellen, nehmen Sie täglich einen Teelöffel der Kümmeltinktur nach den Mahlzeiten ein. Mehr sollte es jedenfalls nicht sein, denn immerhin enthält die Tinktur einen hohen Alkoholanteil.

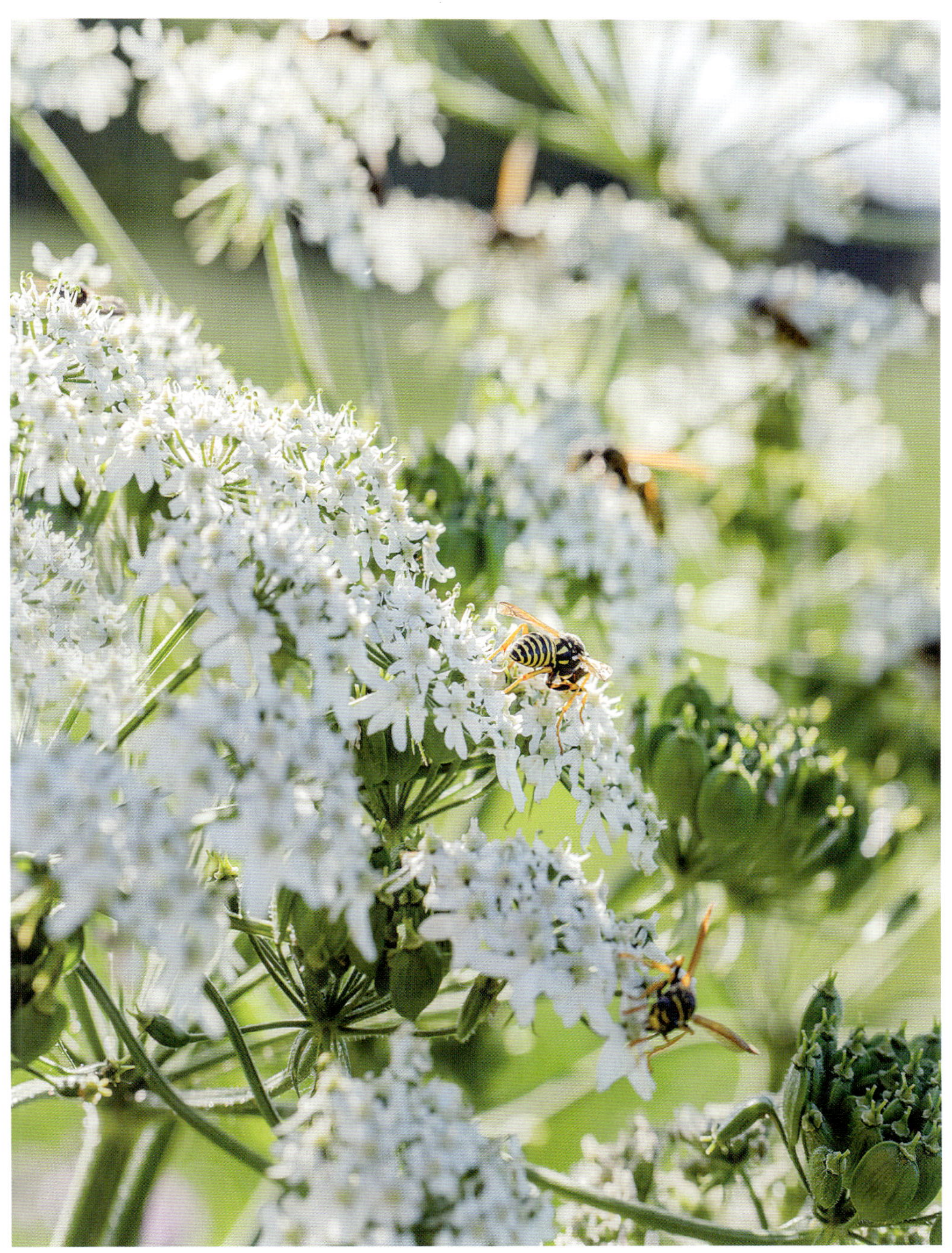

Wenn Sie von Durchfall während der Regelblutung betroffen sein sollten, können Sie dem Körper mit **Gänsefingerkraut *(Argentina anserina)*** helfen, den Durchfall zu stoppen. Außerdem sollten Sie ihm die verlorengegangenen Mineralstoffe zuführen. Gänsefingerkraut wirkt durchfallregulierend, krampflösend, entzündungshemmend und antibakteriell. Die in der Pflanze enthaltenen Gerbstoffe und Flavonoide sorgen dafür, dass der Durchfall bald der Vergangenheit angehören dürfte.

Gänsefingerkrautmilch

Wenn man auf die Rezepte von Pfarrer Kneipp, Hildegard von Bingen oder den alten Germanen vertrauen möchte, lösen sich die heilenden Substanzen in Milch wesentlich besser als in Wasser. Versuchen Sie also den Aufguss mit Milch als Alternative zu Tee. Dazu werden zwei Teelöffel getrocknetes Kraut oder ein Teelöffel frisches Kraut zu kalter Milch hinzugefügt. Das Ganze einmal aufkochen und zugedeckt etwa acht Minuten ziehen lassen, durch ein Leinentuch abgießen. Bei Bedarf mit Honig süßen. Das im Leinentuch verbliebene Kraut lässt sich noch als lauwarme Kompresse auf den Bauch legen. Denn Wärme von außen wirkt ebenso krampflösend. Wickeln Sie das Leinentuch aber nochmal in ein weiteres ein, damit es auf dem Bauch nicht zu heiß wird.

TIPP: Wer unter einer Milchunverträglichkeit leidet, kann natürlich auch auf einen Tee zurückgreifen.

Tee aus Gänsefingerkraut

Für eine Tasse Tee (150 Milliliter) gibt man etwa zwei Teelöffel des Krautes in eine Tasse. Man übergießt alles mit kochendem Wasser und deckt die Tasse ab. Nach einer Ziehzeit von zehn Minuten ist der Tee fertig. Abseihen und eventuell mit gutem Honig süßen. Den Tee sollten Sie möglichst dreimal am Tag zwischen den Mahlzeiten trinken.

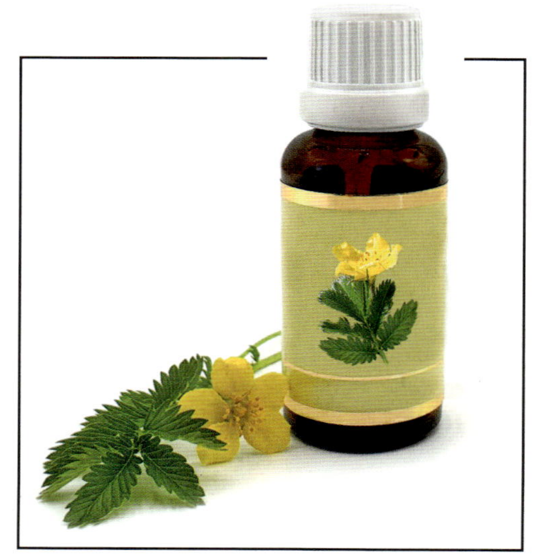

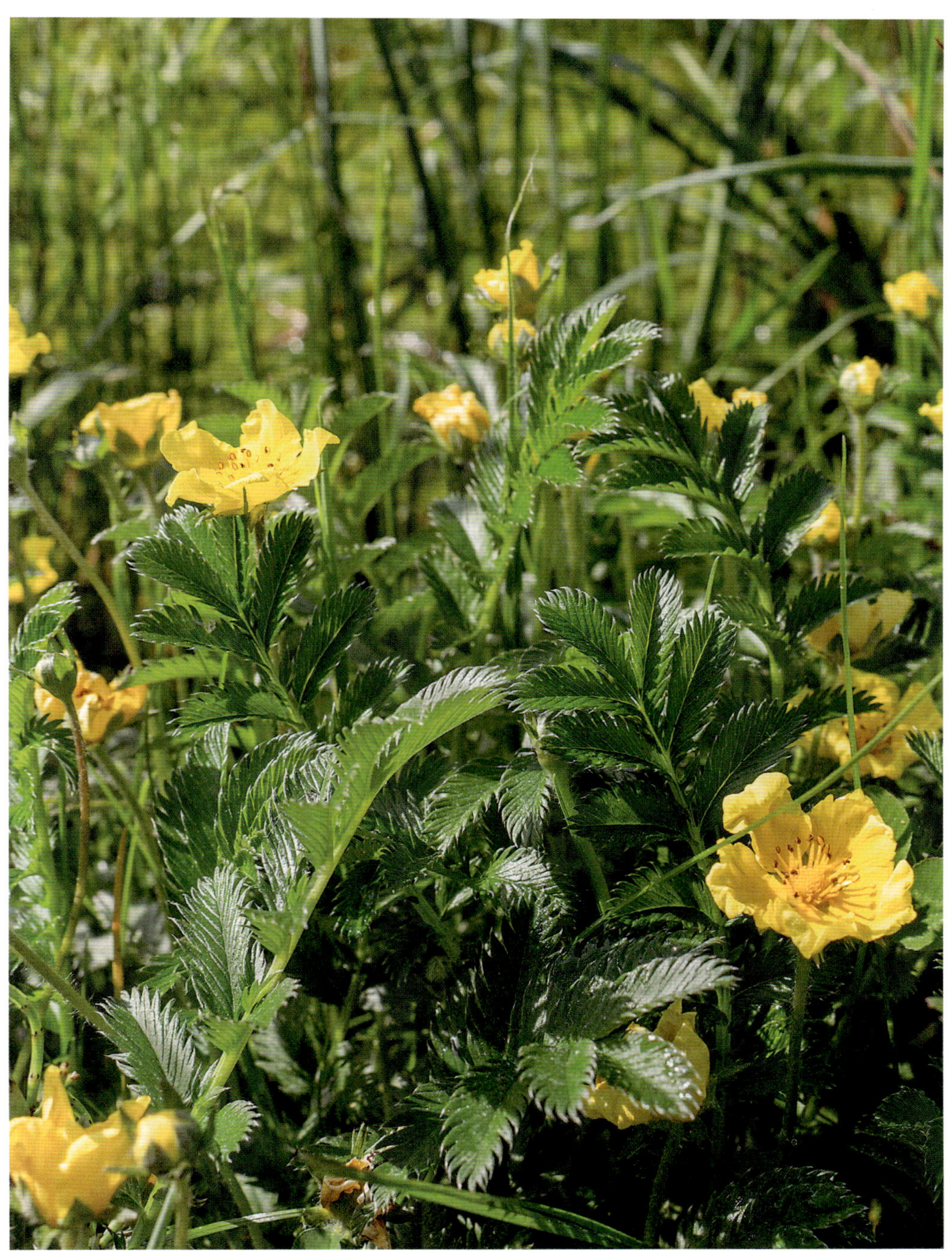

Ein weiteres Frauenkraut ist der **Frauenmantel *(Alchemilla vulgaris)***. Der Frauenmantel zählt allerdings offiziell nicht zu den Heilpflanzen. Dennoch besitzt er eine große Bandbreite, in der er der Frauengesundheit zugute kommt. Am besten kommt die Pflanze ab der zweiten Zyklushälfte bzw. ab dem Eisprung zum Einsatz. Wenn sich die prämenstruellen Symptome einstellen, kann das Trinken von Frauenmanteltee oder das Einnehmen von Frauenmanteltinktur Linderung bringen.

Treten die Beschwerden auf, nehmen Sie dreimal täglich etwa drei Tropfen auf die Zunge. Dort einen Moment einwirken lassen, bevor Sie sie runterschlucken. Eine Tinktur wirkt immer stärker als ein Tee. Wenn Sie nicht so ein Freund von Tinkturen sind, können sie natürlich auch auf den Tee zurückgreifen. Eine Teekur kann helfen, dem PMS vorzubeugen. Dazu trinkt man täglich drei bis vier Tassen des Frauenmanteltees. Für die Herstellung des Tees kann das folgende Rezept hilfreich sein:

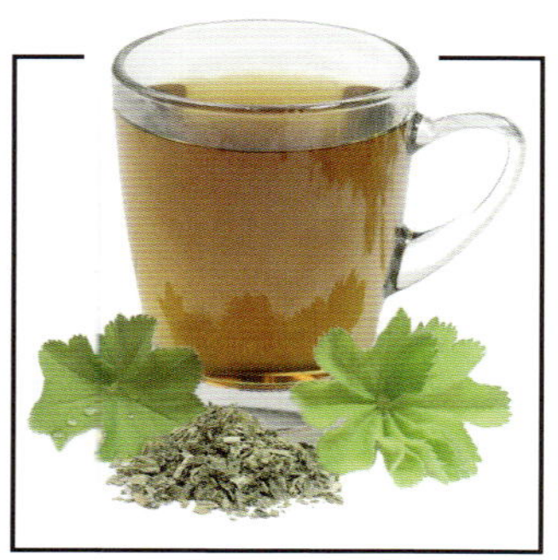

Frauenmanteltee

Für den Tee kann man sowohl frisches als auch getrocknetes Kraut verwenden. Man gibt einen Esslöffel davon in eine Tasse, überbrüht mit 250 Milliliter Wasser und lässt das Ganze dann etwa sieben Minuten ziehen. Durch ein Sieb abschütten. Vielen ist der Geschmack von Frauenmantel zu streng. Dann geben Sie einfach noch etwas Gundermann *(Glechoma hederacea)* dazu.

Frauenmanteltinktur

Zum Ansatz einer Tinktur werden nicht nur die Blätter und Blüten benötigt, sondern auch die Wurzeln. Diese werden ausgegraben, sauber gewaschen und mit Küchenpapier abgetrocknet. Schneiden Sie dann die Wurzeln in kleine Scheiben. Diese werden zusammen mit klein gezupften Blättern und Blüten in ein Schraubglas gefüllt. Von der Wurzel benötigt man etwa 50 Gramm und je zehn Gramm der Blätter und Blüten. Dazu gibt man etwa 175 Milliliter 60-prozentigem Alkohol. Alles gut durchschütteln und etwa für vier Wochen im Halbdunkel reifen lassen. Danach durch einen Filter gießen. In einer dunklen Flasche aufbewahren.

Verdacht auf Endometriose

Beobachten Sie seit längerer Zeit während der Regelblutung, dass diese von ungewöhnlich starken Schmerzen und sehr heftigen Blutungen begleitet ist? Oft ist die Ursache von harmloser Natur. Wenn die Symptome allerdings fortwährend andauern oder sogar noch heftiger werden, sollten Sie unbedingt mit Ihrer Gynäkologin oder Ihrem Gynäkologen das Thema „Endometriose" ansprechen.

Vielleicht haben Sie ja auch schon einmal von dieser verbreiteten, oft unerkannten, aber dennoch lebenseingreifenden Krankheit gehört. In Kurzform kann man sie so beschreiben: Gewebe, welches eigentlich bei jeder Blutung abgestoßen und während der Regel ausgeschwemmt wird, wächst unkontrolliert außerhalb der Gebärmutter weiter und verursacht akute Entzündungsherde, welche im ganzen Körper möglich sind. Meist ist jedoch der Unterleib betroffen.

Neben den starken Schmerzen, die auch beim Geschlechtsverkehr, beim Stuhlgang, im Rücken oder auch in den Beinen auftreten, gibt es einen Punkt, der für viele Frauen besonders schlimm ist. Endometriose kann zu Unfruchtbarkeit führen. Die Behandlung durch die Schulmedizin ist meist die einzige Option für viele der davon betroffenen Frauen mit unbekanntem Ausgang.

Es darf aber nicht das einzige Ziel sein, die Entzündungsherde zu entfernen. Vielmehr gilt es, eine Therapie zu finden, die die Frauen schmerzfrei werden lässt und die dazu führt, dass sich der Kinderwunsch doch noch erfüllen kann. Es gibt einige Heilpflanzen, die sich als begleitende Therapie durchaus positiv auf die Gesamtsituation auswirken. Dazu zählen der **Mönchspfeffer *(Vitex agnus-castus)***, die **Ringelblume *(Calendula officinalis)***, die **Mistel *(Viscum album)***, der **Löwenzahn *(Taraxacium)*** und die **Mariendistel *(Silybum marianum)***, **Gänsefingerkraut *(Argentina anserina)***, **Gewöhnliche Schafgarbe *(Achillea millefolium)*** und **Gewöhnliches Hirtentäschel *(Capsella bursa-pastoris)***.

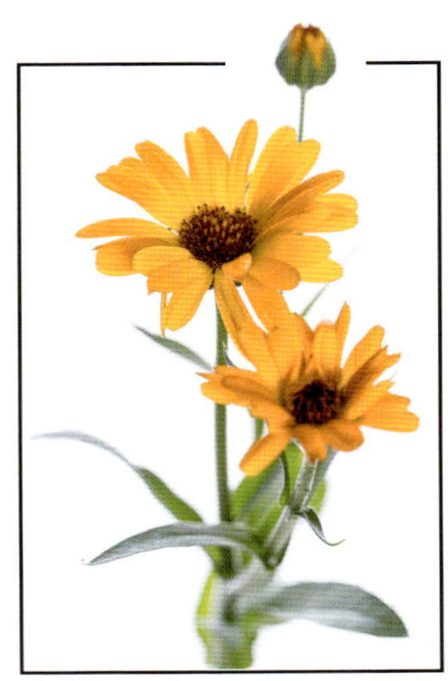

Heiltee zur Begleitung bei Endometriose

Es sind sechs Heilkräuter, die Sie für die Teemischung brauchen. Am besten besorgen Sie sich die Kräuter in der Apotheke. Sie benötigen: Mönchspfeffersamen *(Vitex agnus-castus)*, Mariendistelfrüchte *(Silybum marianum)*, Ringelblumenkraut *(Calendula)*, Löwenzahnwurzel *(Taraxacum)*, Mistelkraut *(Viscum album)* und Frauenmantelkraut *(Alchemilla)*. Geben Sie von allen Bestandteilen jeweils einen Teelöffel in eine Tasse und überbrühen die Kräuter mit 200 Milliliter siedendem Wasser. Lassen Sie den Tee zugedeckt für zehn Minuten ziehen. Abseihen und schluckweise trinken. Den Tee dreimal täglich über mindestens einen Zeitraum von sechs Wochen trinken. Danach sollten Sie bei Ihrer Ärztin oder Ihrem Arzt eine Veränderung überprüfen lassen.

Tinkturen

Zusätzlich zum Heiltee sollten Sie sich noch drei Tinkturen besorgen. Diese sind: Hirtentäscheltinktur *(Capsella bursa pastoris)*, Tinktur des Gänsefingerkrauts *(Potentilla anserina)* sowie Gemeine Schafgarbentinktur *(Achillea millefolium)*. Geben Sie von allen drei Tinkturen jeweils 20 Tropfen in den Heiltee. Die Tinkturen wirken den starken Blutungen und den starken Schmerzen entgegen.

TIPP: Beginnen Sie mit der Tinkturtherapie etwa fünf Tage, bevor Sie die Menstruation erwarten, bis zum Abklingen der Symptome.

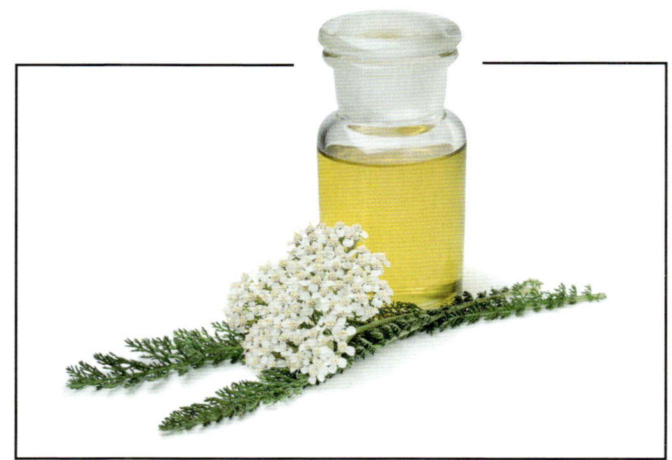

Menstruation bei Frauen über 40 Jahren

Ab einem Zeitpunkt von etwa 40 Jahren beginnt eine neue Lebensphase für die Frau. Noch meist unbemerkt beginnt sich der Körper langsam auf die kommenden Wechseljahre vorzubereiten und den Hormonhaushalt umzustellen. Dies macht sich meist auch im Rhythmus des Zyklus bemerkbar. Er tritt oftmals dann in kürzeren Abständen auf und kann auch in der Stärke und Länge variieren. Die Natur hält dafür verschiedene Heilpflanzen bereit. Zyklusstörungen können aber auch durch andere Faktoren auftreten. Das Absetzen der Antibabypille, Fasten, Stress oder vielleicht sogar ein Eingriff, wie eine Ausschabung, können den Zyklus durcheinander bringen. Gewöhnlicher Beifuß *(Artemisia vulgaris)* ist bei auftretenden Zyklusschwankungen hilfreich. Er kann dazu beitragen, den Zyklus wieder regelmäßiger zu gestalten.

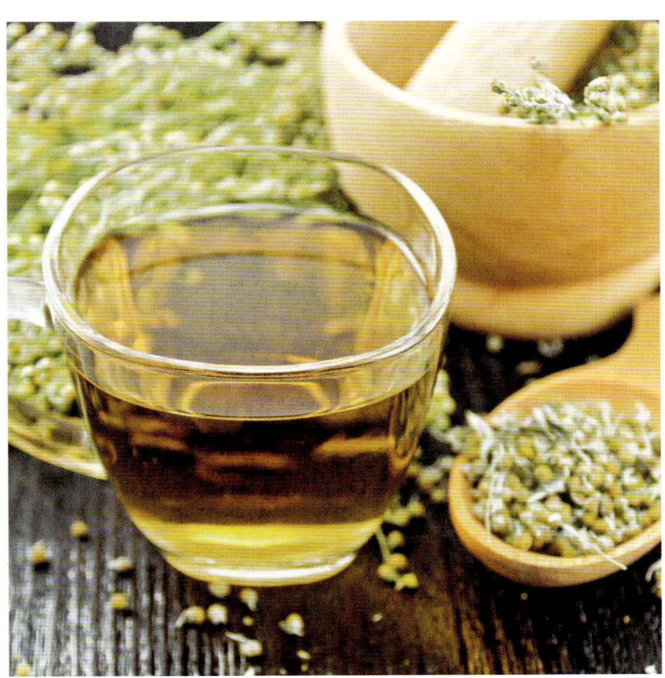

Zyklustee mit Beifuß

Für einen klassischen Beifußtee überbrühen Sie zwei Teelöffel getrocknetes Beifußkraut mit einem Viertelliter kochendem Wasser. Lassen Sie den Tee zugedeckt für 15 Minuten ziehen. Das Kraut seiht man ab und trinkt den Tee in kleinen Schlucken. Der Tee sollte dreimal täglich über einen Zeitraum von mehreren Tagen hinweg getrunken werden. Den Tee bitte nicht süßen. Denn nur so können die Bitterstoffe ihre Wirkung entfalten. Der Tee darf keinesfalls überdosiert werden.

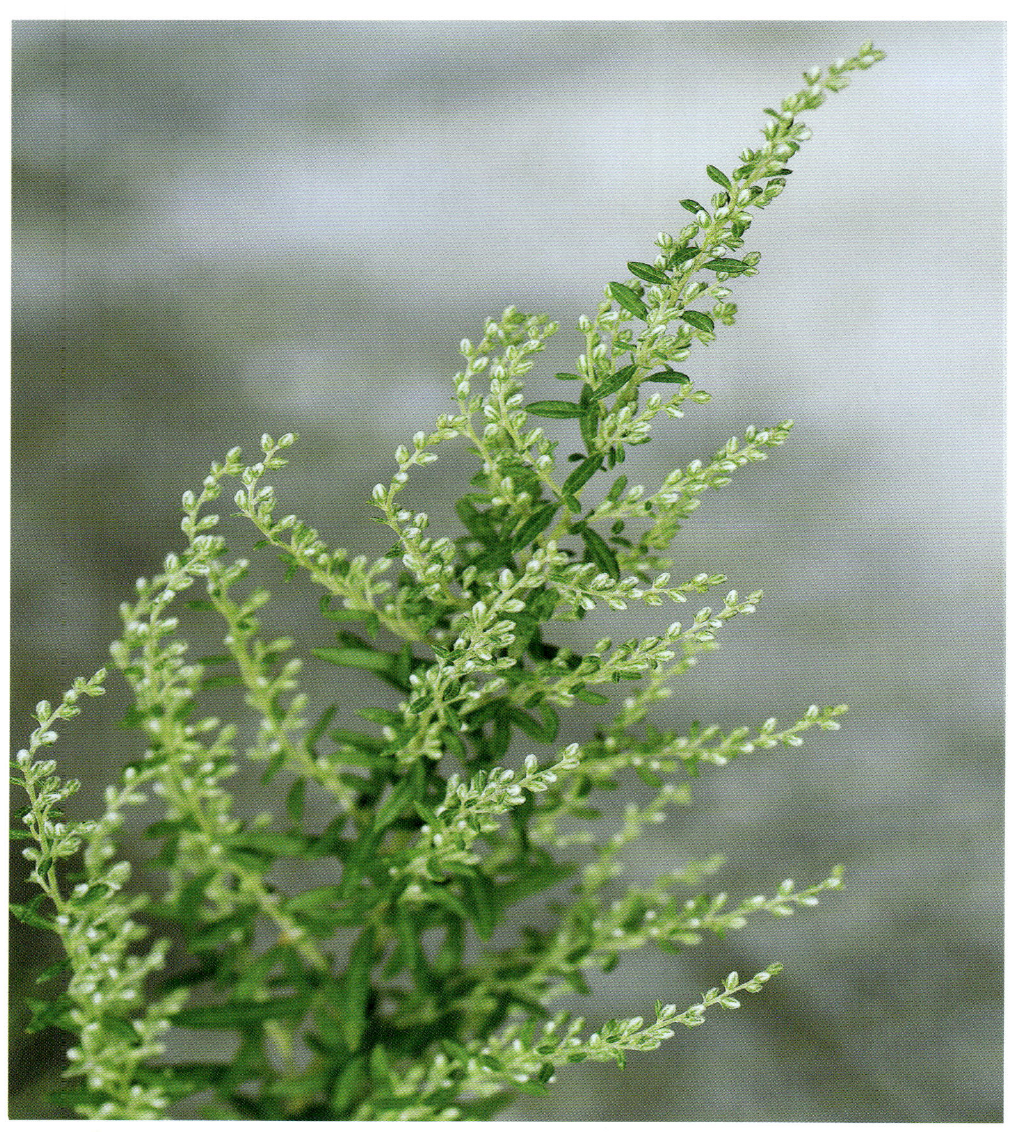

WICHTIG: Alle Rezepte, die **Gewöhnlichen Beifuß** ***(Artemisia vulgaris)*** enthalten, dürfen keinesfalls bei einer vorliegenden Schwangerschaft angewendet werden, da Beifuß zur Einleitung einer Fehlgeburt führen kann. Das Gleiche gilt auch bei Fieber und während der Stillzeit.

Zyklusfördernder Beifußwein

Wenn Sie die Menstruation fördern möchten, können Sie versuchen, dies mit dem wohldosierten Trinken von Beifußwein zu beeinflussen. Sie benötigen für die Herstellung 500 Milliliter Weißwein und zwei Teelöffel des Krauts. Alles in einen Kochtopf geben und kurz aufkochen, Hitze abstellen und für fünf Minuten ziehen lassen. Seihen Sie den Wein durch ein Sieb ab und füllen den fertigen Beifußwein in eine gut verschließbare Flasche. Trinken Sie davon ein- bis zweimal täglich ein Glas.

Was hilft bei zu schwacher Menstruation

Um die Regelblutung in Schwung zu bringen, empfiehlt sich die Eberraute *(Artemisia abrotanum)*. Das Kraut ist wesentlich bitterer als das des Beifußkrautes und sollte daher sparsamer eingesetzt werden. Neben der Behandlung selbst, ist es empfehlenswert eine Zeit auf Tampons zu verzichten und den Blutfluss durch Bürstenmassagen an der Innenseite der Oberschenkel anzuregen, auch wenn er nur als Schmier- oder Tröpfchenblutung einher geht.

Eberraute fördert die Menstruation

Stellen Sie aus den folgenden Heilpflanzen eine Teemischung her: 40 Gramm Eberraute, 60 Gramm Beifußkraut, 50 Gramm Beifußwurzel, 50 Gramm Liebstöckelwurzel und jeweils 30 Gramm Poleiminze und Rosmarin. Für eine Tasse Tee nehmen Sie dann zwei Teelöffel und überbrühen das Ganze mit 200 Milliliter Wasser. Etwa acht Minuten ziehen lassen und abseihen. Sie sollten viermal täglich eine Tasse Tee trinken, und zwar über einen längeren Zeitraum hinweg. Wenn Sie die Pille abgesetzt haben, dauert die Teekur mindestens drei Monate. Je länger die Beschwerden jedoch schon andauern, umso länger sollte der Tee getrunken werden.

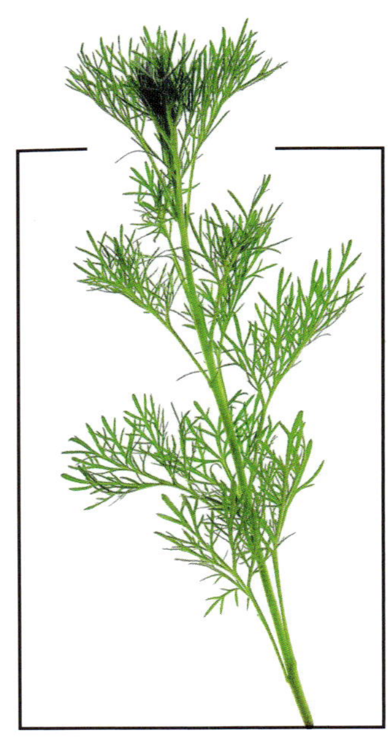

Als Alternative bietet sich Eberrautentinktur an, von der Sie, je nach Stärke der Beschwerden, dreimal am Tag zehn bis 50 Tropfen einnehmen sollten.

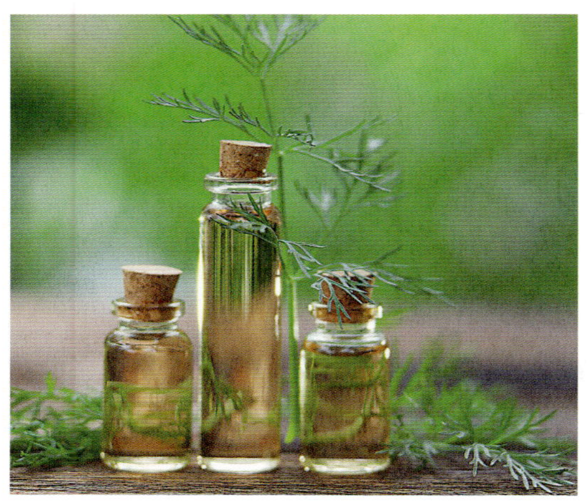

Eberrautentinktur

Füllen Sie ein Schraubglas zur Hälfte mit frischem, unbelastetem Eberrautenkraut *(Artemisia abrotanum)* aus der Natur oder Ihrem Garten. Das Kraut mit Wodka oder Doppelkorn übergießen, sodass es ganz bedeckt ist. Das Glas verschließen und zehn Tage an einem warmen Ort ruhen lassen. Danach alles durch einen Kaffeefilter abseihen und in kleine Fläschchen füllen. Diese dunkel und kühl aufbewahren.

Hilfe bei zu seltener Menstruation

Eine andere Menstruationsstörung ist das zu seltene Auftreten der Blutung. Von einer Oligomenorrhoe spricht man, wenn der Zyklus über drei Monate hinweg länger als drei Monate dauert. Das Ausbleiben kann daran liegen, dass keine Eisprünge stattfinden. Der **Basilikum *(Ocimum basilicum)*** fördert den Eisprung.

Basilikum-Teemischung zur Förderung des Eisprungs

Für die Mischung benötigt man circa 40 Gramm Basilikum *(Ocimum basilicum)*, 30 Gramm Beifußkraut *(Artemisia vulgaris)*, 20 Gramm Himbeerblätter *(Rubus idaeus)* und 30 Gramm Rotklee *(Trifolium pratense)*.

Trinken Sie den Tee ab dem Tag, an dem die Menstruation beendet ist, über zehn Tage hinweg, und zwar dreimal täglich. Für eine Tasse nehmen Sie von der Mischung die „Dreifingergabe". Das meint die Menge, die zwischen die ersten drei Finger einer Hand passt. Das reicht für eine große Tasse. Lassen Sie den Tee zehn Minuten lang zugedeckt ziehen.

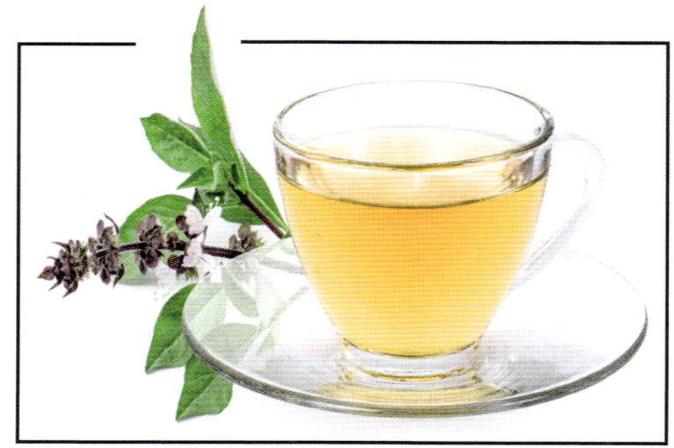

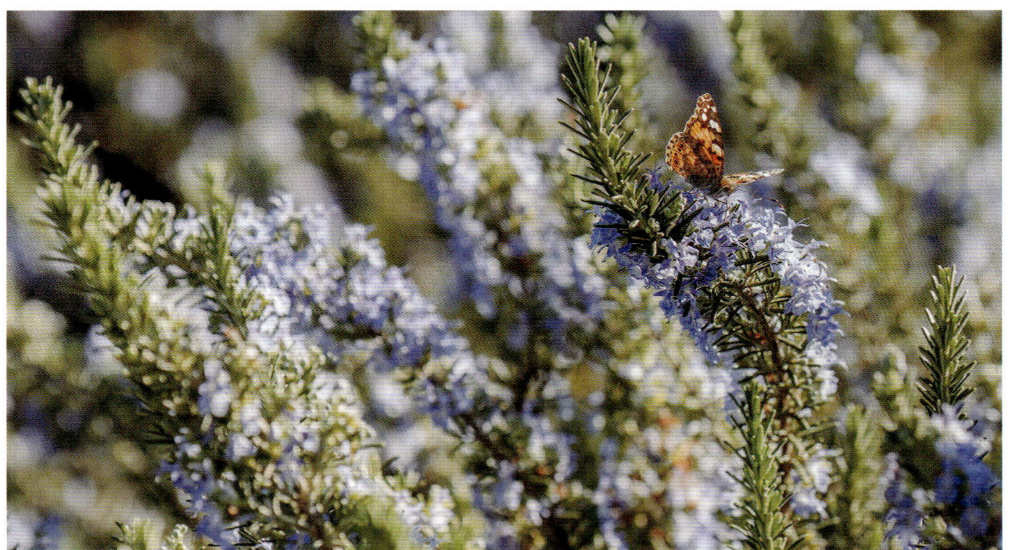

Rosmarin ***(Salvia rosmarinus)*** eignet sich ebenso dazu, den Blutfluss in Gang zu setzen. Bei den Anwendungen sollten Sie am besten auf den **Spanischen Rosmarin** ***(Salvia rosmarinus* subsp. *valentinus*** beziehungsweise ***Salvia rosmarinus* subsp. *palaui)*** zurückgreifen, da er am besten auf die Probleme einwirkt. Die besonderen Wirkstoffe in den Pflanzennadeln sind die Kampferöle. Sie regen den Kreislauf an, wirken verdauungsförderlich, bringen den Geist in Schwung und wirken menstruationsfördernd. Um den Eisprung zu fördern, können Sie Rosmarintinktur einnehmen. Die Tinktur gibt es in Apotheken und Drogerien zu kaufen. Man kann sie aber auch selbst herstellen, wenn der „richtige" Rosmarin zur Verfügung steht.

Rezept für die Rosmarintinktur

Nehmen Sie getrocknete Rosmarinblätter *(Salvia rosmarinus* subsp. *valentinus* oder subsp. *palaui)* zur Hand und setzen Sie diese im Verhältnis eins zu fünf mit Alkohol an. Dieser sollte wenigstens 70 Prozent Alkoholgehalt aufweisen. Lassen Sie das Ganze für zwei Wochen an einem warmen Ort ziehen. Danach können Sie den Tinkturansatz durch ein sauberes Leinentuch abseihen. Füllen Sie die Tinktur in eine Braunglasflasche. Geben Sie nun dreimal am Tag vor den Mahlzeiten fünf Tropfen der Tinktur in lauwarmes Wasser und nehmen dieses ein.

Hilfe bei zu langer Menstruation

Wenn die monatliche Regelblutung auf einmal länger als eine Woche andauert, müssen Sie sich wahrscheinlich zunächst erst einmal keine Sorgen machen. Oft liegt eine funktionelle Störung vor. Bleibt diese lange Blutung jedoch bestehen, sollten Sie bei bei der Ärztin oder beim Arzt vorstellig werden. Durch die längere Blutung kann es sein, dass Sie plötzlich unter einem Eisenmangel leiden. Achten Sie daher auf Symptome wie Müdigkeit, Blässe, Haarausfall, brüchig werdende Nägel, eingerissene Mundwinkel, häufige Infekte, Leistungsschwäche, Konzentrationsmangel oder Ängstlichkeit. Um Eisenmangel auf natürliche Weise zu beheben, ist es wichtig, mit Pflanzen zu arbeiten, die den Eisenspiegel wieder normalisieren.

Die Brennnessel *(Urtica dioica)* ist hier das Mittel der ersten Wahl. Kurmäßig eingesetzt, unterstützt sie die Blutbildung. Man kann Sie als Tee, Frischpflanzensaft oder auch als Gemüse verwenden. Achten Sie jedoch darauf, dass Sie während der Therapie auch genügend Vitamin C aufnehmen. Denn nur so ist es dem Körper möglich, das Eisen gut zu verwerten.

Tee bei zu starker oder zu langer Blutung

Besorgen Sie sich folgende Heilkräuter, um die Teemischung herstellen zu können: Etwa 50 Gramm Brennnesselblätter *(Urtica dioica)*, 40 Gramm Schafgarbenkraut *(Achillea millefolium)*, 30 Gramm Tausendgüldenkraut *(Centaurium)* und 40 Gramm Pfefferminzblätter *(Mentha x piperita)*. Mischen Sie alle Zutaten durch und bereiten Sie sich dann über einen Zeitraum von vier bis sechs Wochen täglich drei Tassen des Tees zu. Für eine Tasse Tee nehmen Sie circa einen Teelöffel der Teemischung. Mit siedendem Wasser überbrühen, acht bis zehn Minuten zugedeckt ziehen lassen und dann abschütten.

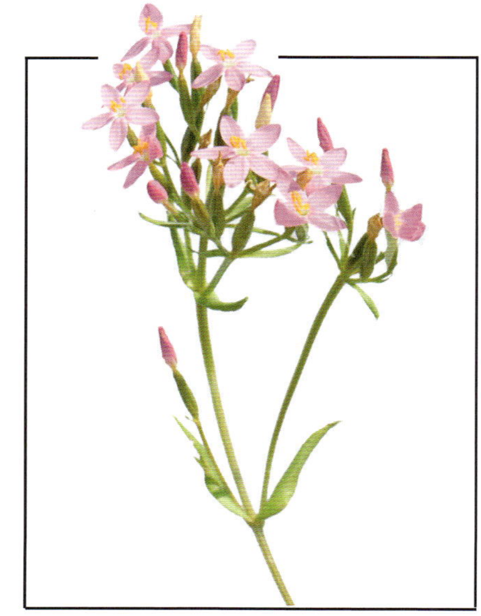

WICHTIG: Bei manchen Personen kann es bei der Anwendung von Brennnesseltee zu allergischen Reaktionen oder Magenreizungen kommen.

Brennnesselpulver

Um dieses herzustellen, sollten Sie die jungen Triebe Anfang Mai ernten, da steht die Pflanze in ihrer vollen Kraft. Verlesen Sie die Triebe nur, denn jedes Waschen wäscht auch die Wirkstoffe heraus. Sind Sie wieder zu Hause angekommen, geben Sie alles auf ein Brett und schneiden es klein. Danach in einen Mixer geben und zu einem Pflanzenbrei verarbeiten. Wiegen Sie den Brei danach ab und geben dann das gleiche Gewicht an Milchzucker hinzu. Füllen Sie alles in eine Mörserschale und verreiben es einige Minuten, bis ein grüner, homogener Brei entstanden ist. Nehmen Sie nun ein Backblech zur Hand, auf welches Sie Backpapier ausbreiten. Den Brennnesselbrei messerrückendick darauf streichen und für circa drei Tage an der Luft trocknen lassen. Achten Sie darauf, dass der Brei nicht der Sonneneinstrahlung ausgesetzt wird. Ist die Masse vollständig durchgetrocknet, gibt man alles erneut in den Mörser und verreibt es zu einem feinen Pulver. Nehmen Sie das Pulver bei Eisenmangel mehrmals täglich ein. Dazu geben Sie einen Teelöffel in lauwarmen Tee oder Wasser.

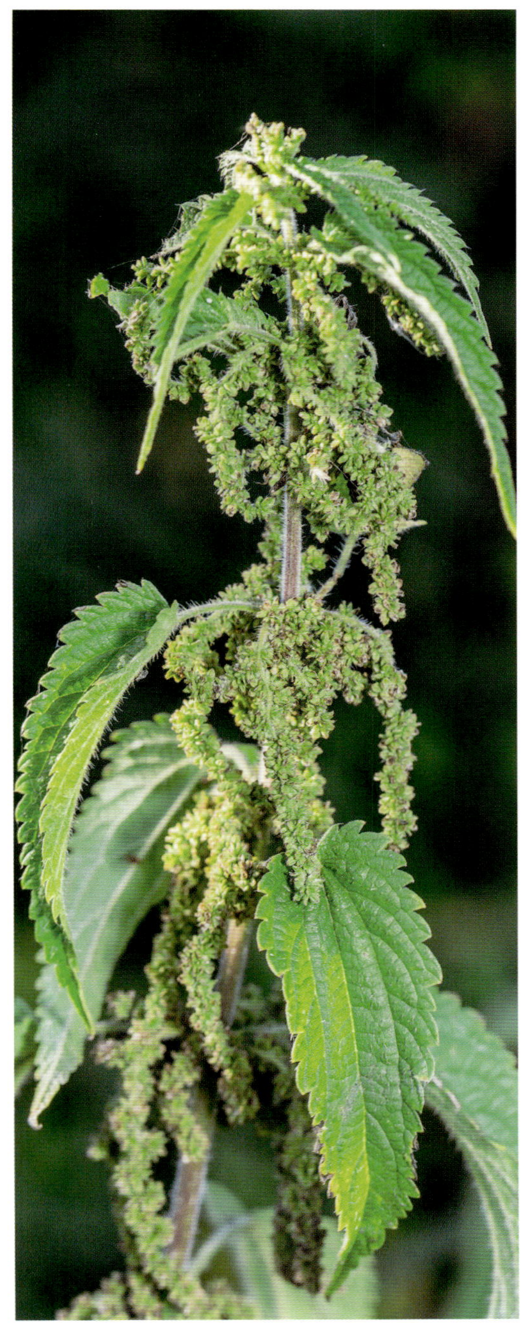

Als weitere Heilpflanze bei zu langer Menstruation kommt die **Kanadische Blutwurz *(Sanguinaria canadensis)*** in Betracht. Diese hat zusammenziehende und blutstillende Wirkung. Entweder man geht in die Apotheke oder man stellt selbst eine Blutwurztinktur her. Da die Pflanze im Norden Amerikas beheimatet ist, wird man sie in Europa eher nicht finden. Doch der Versandhandel hält die Wurzeln bereit. Suchen Sie nach dem lateinischen Namen ***Rhizoma Sanguinariae canadensis***. Ihren Namen hat die Blutwurz, weil das Innere der Wurzeln blutrot ist.

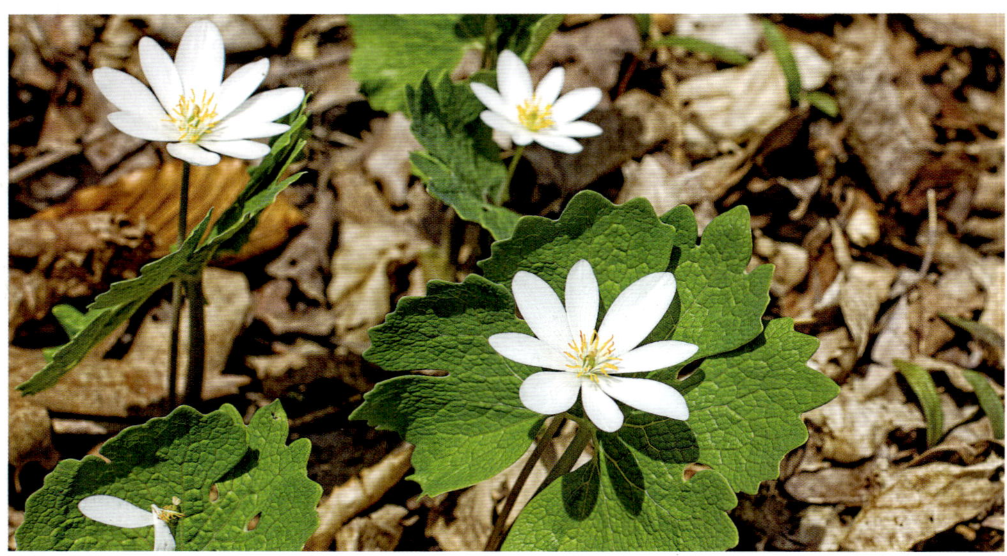

Selbst hergestellte Kanadische-Blutwurz-Tinktur

Dazu benötigen Sie die Wurzeln und ein Schraubglas. Dieses wird zu dreiviertel mit den Blutwurzwurzeln befüllt. Übergießen Sie alles mit Wodka oder Ansatzkorn und schrauben das Glas fest zu. Schwenken Sie das Schraubglas leicht hin und her, damit alle Wurzeln mit dem Alkohol in Berührung kommen. Je nach Stärke der Tinktur lässt man das Glas zwischen drei Tagen bis zu drei Wochen auf der Fensterbank stehen. Allerdings so, dass kein direktes Sonnenlicht darauf trifft. Schütteln Sie das Glas täglich durch. Ist die Tinktur fertig, muss sie in eine Braunglasflasche abgeseiht werden. Ist Ihnen die Tinktur zu stark, kann man sie mit Trinkwasser auf 38 Prozent Alkohol verdünnen. Verdünnt man sie weiter, verliert sie ihre Wirkung. Nehmen Sie von der Tinktur dreimal täglich zehn bis 15 Tropfen unverdünnt oder mit etwas Wasser ein.

Auch das **Gewöhnliche Hirtentäschel *(Capsella)*** vermag Blutungen zu stillen. Das Kraut der Pflanze enthält Flavonoide, Aminosäuren und Proteine. Hirtentäschel ist als pflanzliches Arzneimittel anerkannt und kann innerlich bei starker, verlängerter oder dauerhafter Regelblutung helfen.

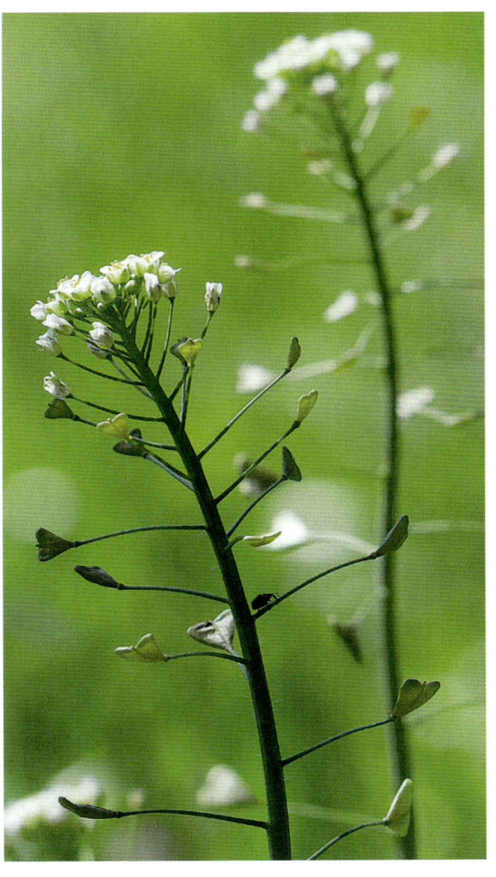

Tee aus Gewöhnlichem Hirtentäschelkraut

Beginnen Sie mit dem Trinken des Tees drei bis fünf Tage, bevor Sie die nächste Regelblutung erwarten, und brühen Sie sich täglich vier Tassen davon auf. Für eine Tasse Tee nehmen Sie drei bis fünf Gramm des Krauts und übergießen es mit siedendem Wasser. Den Tee nach circa 15 Minuten abseihen.

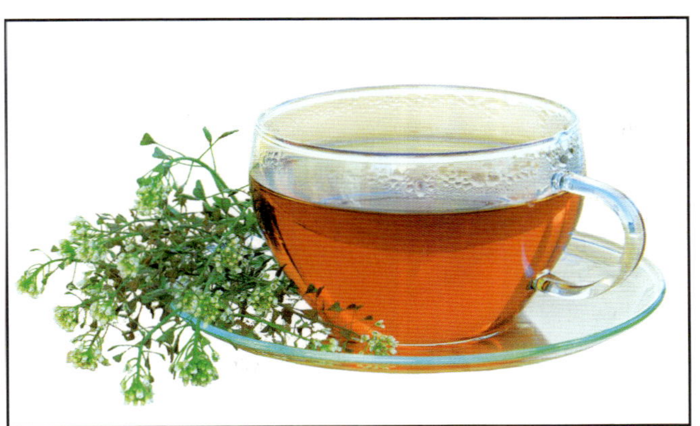

TIPP: Wenn Sie einmal leicht blutende Wunden oder Nasenbluten haben, können Sie mit dem Hirtentäschelkraut aus dem Teeaufguss auch einen lauwarmen Umschlag oder einen Nasentampon herstellen.

UNERFÜLLTER KINDERWUNSCH

Für viele Paare ist das Schönste, was noch zu ihrem Glück fehlt, ein gemeinsames Kind. Doch genau dieser Wunsch kann die Beziehung extrem belasten, wenn der Plan, schwanger zu werden, aus – zunächst – unerklärlichem Grund nicht aufgeht.

Bevor Sie beginnen, mit Heilpflanzen zu versuchen, die Fruchtbarkeit zu steigern, sollten Sie und Ihr Partner zunächst alle möglichen Ursachen medizinisch abklären lassen, und zwar durch Untersuchungen sowohl bei der Frau als auch beim Mann. Hierzu gehören unbedingt: gynäkologische Untersuchungen, Bestimmung des Hormonstatus, Blutuntersuchung, vaginaler Ultraschall, Postkoitaltest sowie immunologische Untersuchungen.

Wenn die Untersuchungsergebnisse keine Abnormalitäten ergeben haben, steht dem Einsatz von Heilkräutern nichts mehr im Wege. Sorgen Sie natürlich auch dafür, dass Sie sich mit der Familienplanung nicht unter Stress setzen. Oft ist die Ursache der Sterilität einfacher Natur.

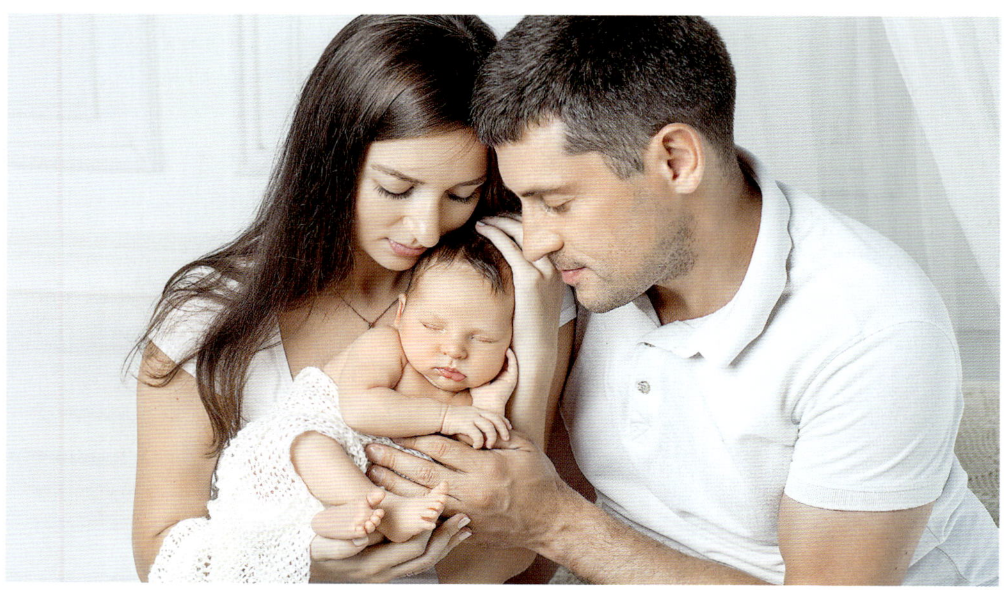

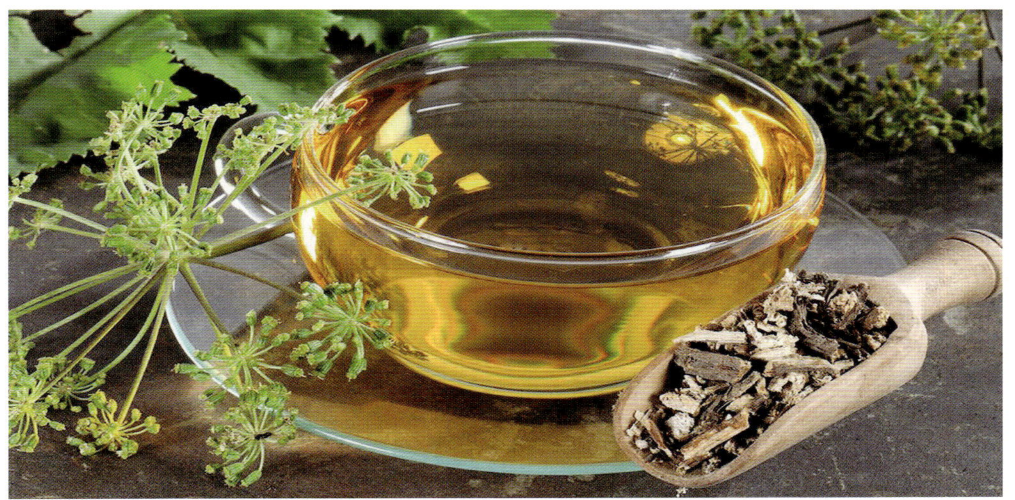

Die Echte Engelwurz *(Angelica archangelica)*, auch Angelika genannt, tut für beide Geschlechter bei Unfruchtbarkeit etwas Gutes. Beim Mann steigert sie die Potenz und regt die Produktion der Spermien an. Bei der Frau erhöht sie die Fruchtbarkeit, aktiviert die Keimdrüsen und fördert den Eisprung.

Das folgende Rezept wärmt den Bauchraum und regt die Tätigkeit der Hypophyse an, die in den Vorderlappen die Hormone „LH" (Luteinisierendes Hormon) und „FSH" (Follikelstimulierendes Hormon) bildet. Diese wirken auf Eierstöcke und Hoden.

Tee zur Förderung des Eisprungs

Lassen Sie sich die folgende Teemischung in der Apotheke zusammenstellen. Sie benötigen 40 Gramm Echte Engelwurzwurzel *(Angelica archangelica)*, 40 Gramm Beifußkraut *(Artemisia vulgaris)*, 30 Gramm Damianablätter *(Turnera diffusa)*, 20 Gramm Echtes Eisenkraut *(Verbena officinalis)*, 20 Gramm Rosmarin *(Rosmarinus officinalis)*. Für eine große Tasse Tee nimmt man zwei Teelöffel der Mischung, übergießt das Ganze mit siedendem Wasser und lässt alles für etwa zwölf Minuten ziehen. Abseihen und trinken. Sie sollten bereits mit der Teekur beginnen, wenn die Menstruation gerade am Abklingen ist, bis zu dem Tag, an dem Sie den Eisprung haben. Es ist wichtig, dass Sie täglich bis zu drei Tassen des Tees zu sich nehmen. Und die Männer trinken ihn einfach mit.

Brennesselsamenkur

Auch die Brennnessel enthält viele Stoffe, die eine hormonähnliche Wirkung bei Mann und Frau haben. Brennnesselsamen tragen bei der Frau zur Erhöhung des Östrogenspiegels bei und beim Mann steigern sie die Aktivität der Samenproduktion. Nehmen Sie dreimal täglich einen Teelöffel davon. Kauen Sie die Samen gründlich, bevor Sie sie runterschlucken, und trinken Sie ein Glas Wasser nach. Die Samen lassen sich aber auch wunderbar einfach in den Joghurt mischen.

Brennnesselsamen-Liebeshonig

Dazu wird ein Glas guter Biohonig benötigt sowie einige Esslöffel der Brennnesselsamen. Die Samen röstet man kurz in einer beschichteten Pfanne ohne Fett an. Achten Sie darauf, dass diese nicht anbrennen, was sehr schnell passieren kann. Danach sollten die gerösteten Samen erst einmal auskühlen. Das Glas Honig in ein Gefäß geben und die Samen nach und nach darunter rühren. Wenn sich alles gut vermischt hat, füllt man die Mischung zurück in das Honigglas und fertig ist der Brennnesselsamen-Liebeshonig. Genießen Sie diesen einfach schon beim gemeinsamen Frühstück.

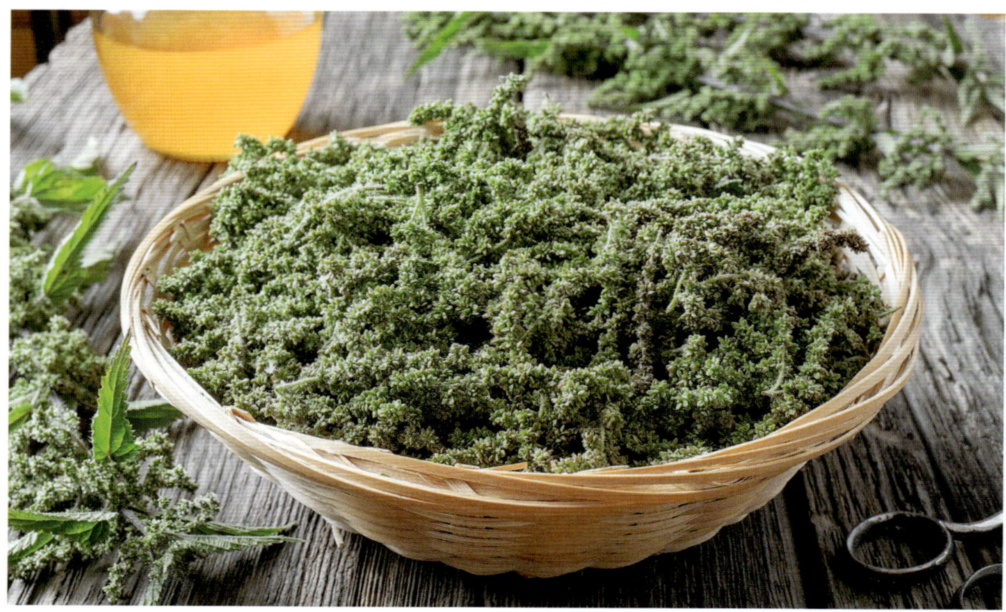

Wenn die Unfruchtbarkeit aufgrund eines Gelbkörpermangels vorliegt, ist die Therapie mit **Tigerlilie *(Lilium tigrinum)*** angezeigt.

Pulver aus der Tigerlilienbrutzwiebel

Um das Pulver herzustellen, müssen Sie etwas Zeit mitbringen. Ernten Sie aus den Blattachseln der Pflanze ein bis zwei Handvoll der kleinen Brutzwiebeln der blühenden Blume. Schauen Sie die Zwiebelchen genau durch. Beschädigte Zwiebelchen aussortieren. Die anderen geben Sie auf ein Schneidebrett und schneiden diese in möglichst kleine Stücke. Wiegen Sie die Menge ab. Danach geben Sie alles in einen Mörser und mischen darunter die gleiche Menge Milchzucker. Verreiben Sie alles, bis ein homogener Brei entstanden ist. Nehmen Sie ein mit Backpapier ausgelegtes Backblech zur Hand. Darauf verteilen Sie den Brei etwa gleichmäßig fingerdick. Alles etwa drei Tage lang an einem luftigen, aber nicht sonnigen Platz durchtrocknen lassen. Geben Sie dann alles wieder in den Mörser und zerreiben die getrockneten Stückchen zu Pulver. Geben Sie das Tigerlilienpulver in eine luftdicht schließende Dose. Das Pulver hält sich bei richtiger Lagerung etwa ein Jahr. Nehmen Sie zweimal täglich einen halben Teelöffel des Pulvers in Tee oder Wasser eingerührt ein. Beginnen Sie damit ab etwa der Zyklusmitte.

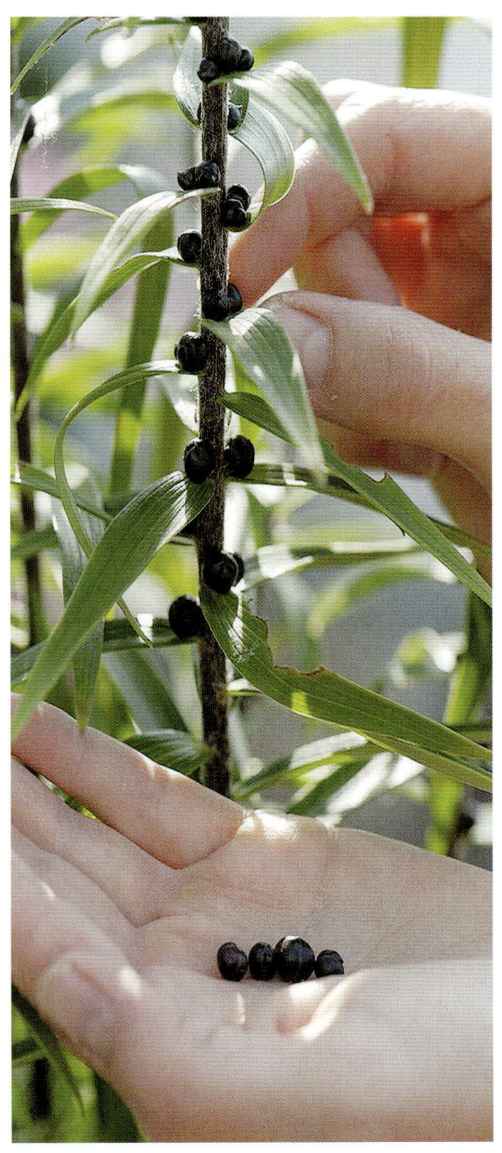

Die Erfüllung des Kinderwunschs können Sie durch eine Heilpflanze, die **Keimzumpe *(Bryophyllum calycinum)***, fördern. Sie ist eine tropische Pflanze und lässt sich gut auf der Fensterbank züchten. Sie trägt auch den Namen „Brutblatt", welcher auf die Anordnung der vielen kleinen Tochterpflanzen an der Mutterpflanze zurückzuführen ist. Manchmal kommt es vor, dass der Wunsch, schwanger zu werden, nicht erfüllt wird, da sich die Eizelle, obwohl diese befruchtet ist, nicht in die Gebärmutter einnistet. Das Einnisten der Eizelle in der Gebärmutter kann durch die Inhaltsstoffe der Keimzumpe positiv beeinflusst werden.

Keimzumpenpulver

Ernten Sie die jungen Blätter und geben Sie sie in eine Saftpresse. Der daraus entstandene Pflanzenfrischpresssaft wird gewogen und im Verhältnis eins zu eins mit Milchzucker vermischt. Den entstandenen Brei verarbeiten Sie dann genau so weiter, wie es bei dem Rezept der Tigerlilie beschrieben wird. Nehmen Sie davon täglich zweimal eine Messerspitze in Wasser oder Tee gelöst ein.

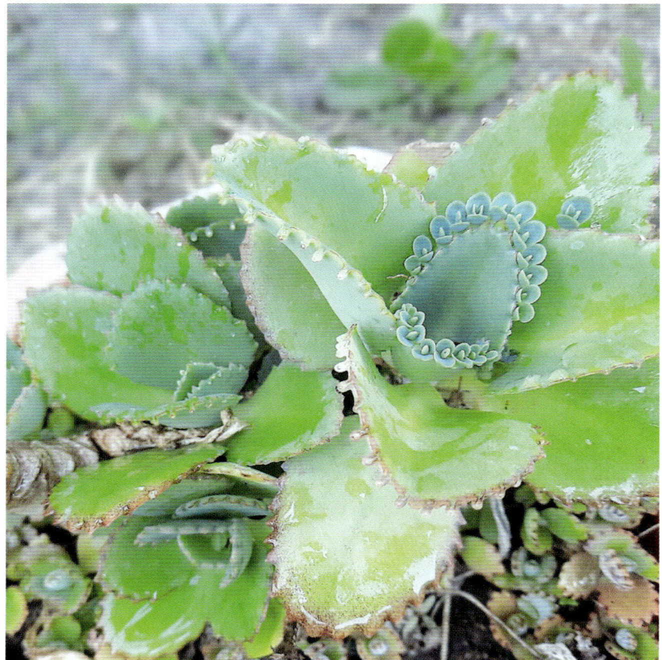

TIPP: Das Pulver gibt es fertig in der Apotheke. Es ist in der Gynäkologie schon lange bekannt und erfolgreich getestet. Also können Sie sich auch durchaus die Arbeit sparen. Die Einnahme sollte aber nicht ohne ärztliche Rücksprache erfolgen. Wer lieber auf Globuli zurückgreift, wird diese rezeptfrei im Handel finden.

Himbeerblätter ***(Rubus idaeus)*** und **Frauenmantel** ***(Alchemilla)*** helfen ebenso, die Gebärmutter zu stärken und es der Eizelle leichter zu machen, sich einzunisten. Man trinkt zunächst den Himbeerblättertee in der ersten Zyklushälfte bis zum Eisprung und steigt dann auf den Frauenmanteltee um. Himbeerblätter enthalten Phytohormone, die eine gesunde Reifung der Eizelle begünstigen, und Stoffe, die die Durchblutung der Gebärmutter anregen.

Frauenmantel pflegt die Gebärmutterschleimhaut und gleicht den Hormonhaushalt positiv aus. Beide Heilpflanzen haben zudem die Eigenschaft, das Risiko einer Fehlgeburt zu senken.

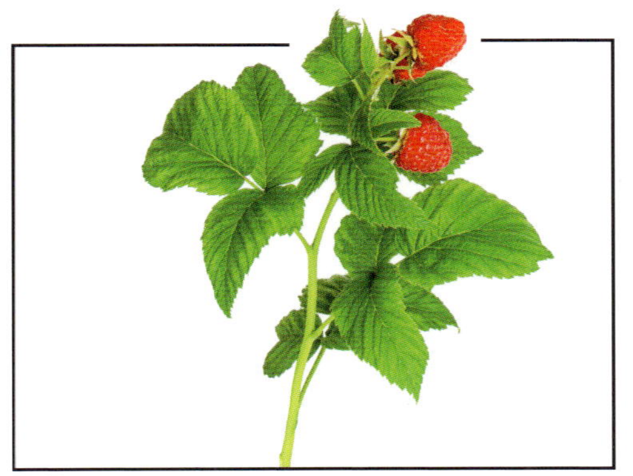

Himbeerblättertee

Für eine Tasse Himbeerblättertee nehmen Sie etwa zwei Teelöffel der zerkrümelten Blätter, die dann mit kochendem Wasser übergossen werden. Die Ziehzeit beträgt fünf bis zehn Minuten. Trinken Sie drei Tassen täglich.

Frauenmanteltee

Für den Tee gibt man zwei Teelöffel in einen Topf mit kaltem Wasser und kocht alles zusammen auf. Den Teeaufguss vom Herd nehmen und so etwa zehn Minuten ziehen lassen. Trinken Sie drei Tassen täglich.

TIPP: Sowohl Himbeere als auch Frauenmantel lassen sich sehr unkompliziert im eigenen Garten anbauen. Sie zu trocknen ist ebenso keine große Arbeit. Also nutzen Sie dies für Ihre Gesundheit aus.

Himbeerblätter als auch Frauenmantel lassen sich sehr gut selbst sammeln. Bei den Blättern der Himbeere bevorzugt man die jungen, noch frischen Blätter. Frauenmantelkraut erntet man ebenso im Frühjahr, wenn die Kräfte am Sprießen sind.

ERKRANKUNGEN DER ORGANE

Wir als Frauen müssen ganz besonders auf unseren Unterleib achten. Denn hier spielen sich viele Vorgänge ab, die unser Leben beeinflussen. Die Vagina und die Gebärmutter nehmen dabei eine besondere Stellung ein.

Hilfe bei bakterieller Scheideninfektion

Vielleicht haben Sie sich schon einmal gewundert, warum es in Scheidennähe übel nach Fisch riecht. Die Erklärung kann eine bakterielle Scheideninfektion *(Aminkolpitis)* sein. Dies kommt häufig nach dem Geschlechtsverkehr vor. Die Bakterie Gardnerella vaginalis reagiert mit den beim Geschlechtsakt freigesetzten Aminen und sorgt für den Geruch. Oft werden durch diesen Befund weitere Infektionen mit Viren, Bakterien oder auch Pilzen begünstigt. Da diese Bakterien sehr hartnäckig sind, hilft zunächst meist nur ein Antibiotikum. Als Heilkraut der ersten Wahl ist jedoch **Sanikel *(Sanicula europaea)*** angezeigt.

Im Namen Sanikel steckt schon das lateinische Wort „sanare", was heilen bedeutet. Man findet die kleinwüchsige Pflanze, die zu den Doldenblütlern zählt, im schattigen Wald. Seine Heilkraft ist heute nur noch wenigen vertraut. Sanikel ist jedoch dafür bekannt, dass es antiviral, antimykotisch und entzündungshemmend wirkt.

Vagnalspülung zur Desinfektion mit Sanikel

Bei obigem Befund ist eine Scheidenwaschung mit Sanikel zu empfehlen. Dazu gibt man etwa zwei Esslöffel des Krautes in ein Gefäß und überbrüht es mit 250 Milliliter kochendem Wasser. Alles für 20 bis 30 Minuten in Ruhe ziehen lassen, dann abseihen. Wenn der Aufguss etwas abgekühlt ist, füllen Sie den Sud in eine Frauendusche und spülen damit zwei- bis dreimal täglich die Vagina.

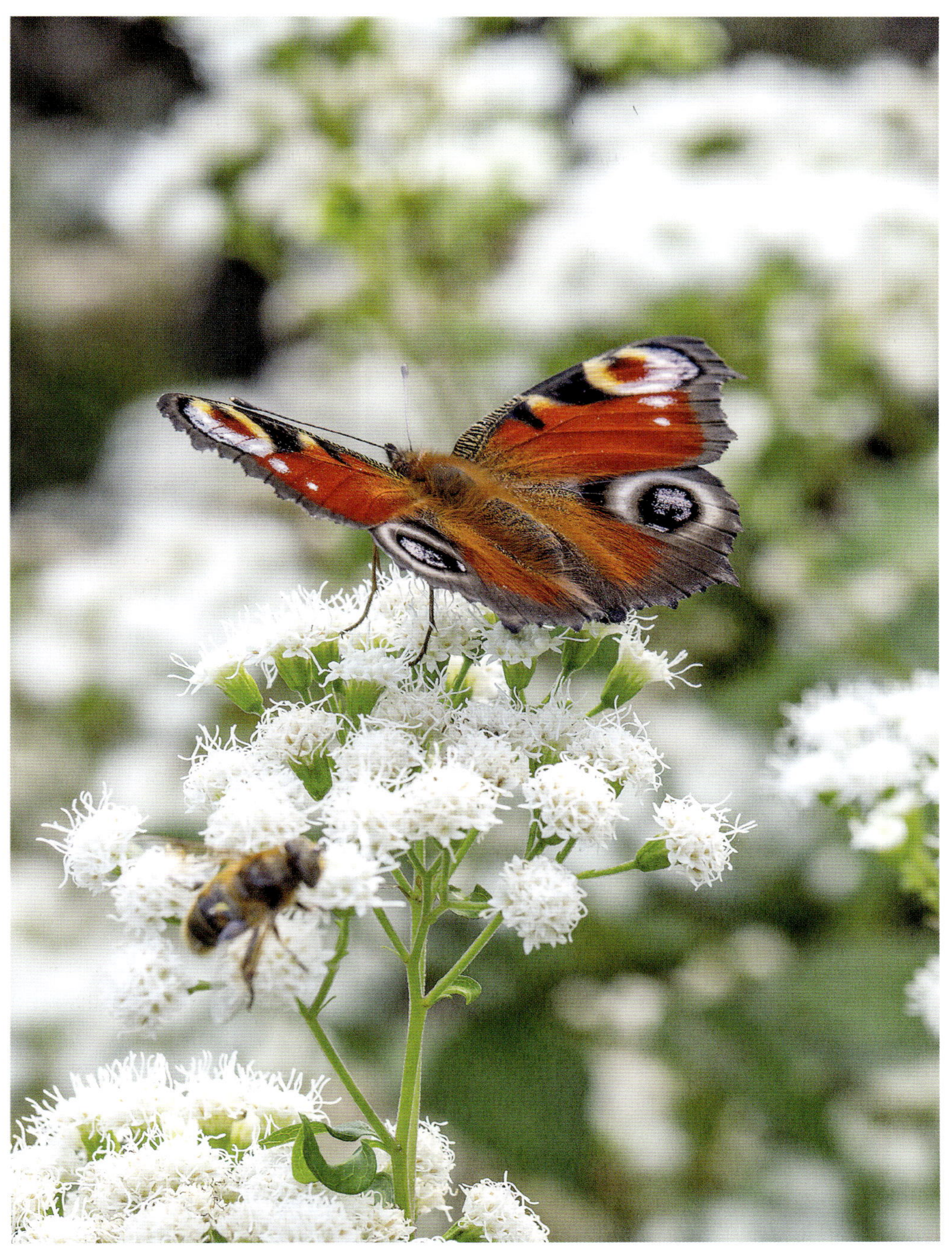

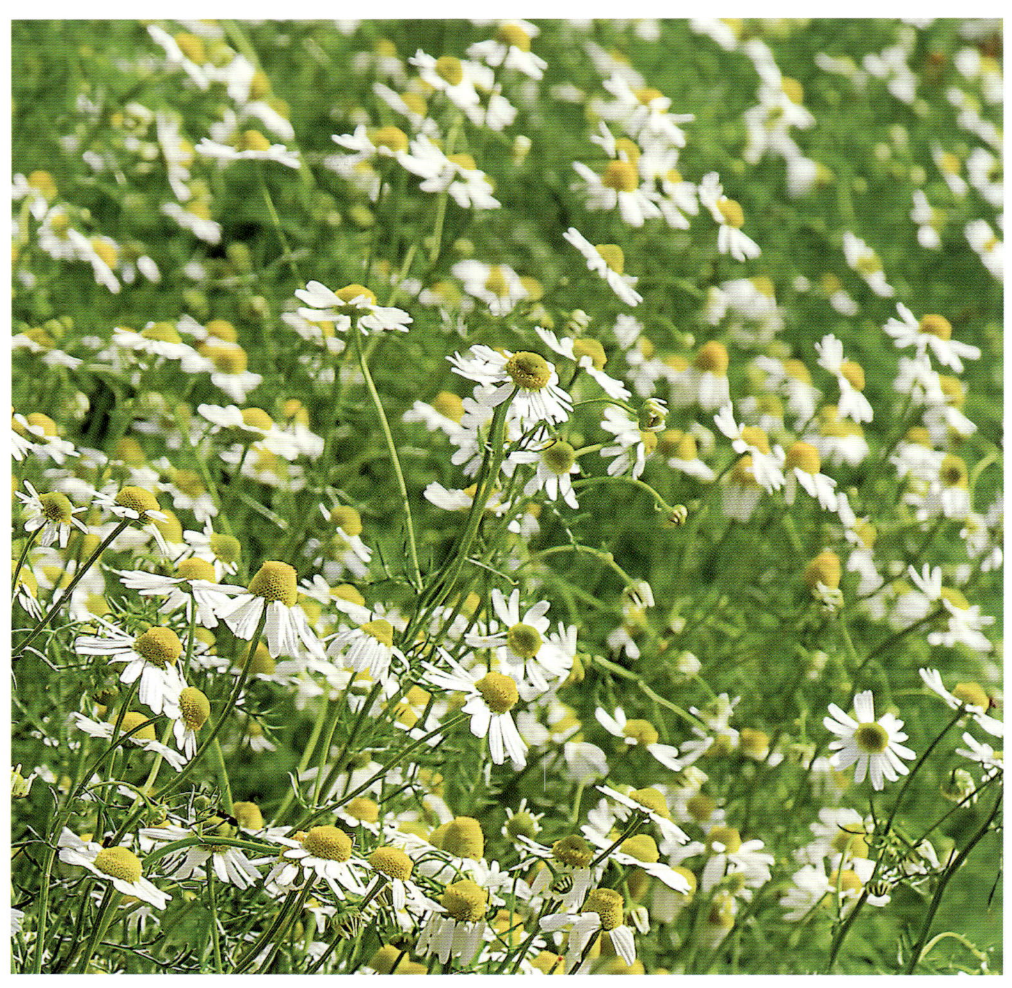

Nicht immer sind Bakterien oder Pilze schuld daran, dass die Scheide sich schmerzhaft oder auch juckend meldet. Sie kann zum Beispiel auch nach dem Geschlechtsverkehr oder nach einer Antibiotikatherapie gereizt reagieren. Um Abhilfe zu schaffen, kann die **Echte Kamille *(Matricaria chamomilla)*** helfen, das Jucken oder Brennen zu lindern. Die Echte Kamille wirkt beruhigend, antibakteriell, wundheilend und pilzfeindlich. Die Kamillenblüten sind die Pflanzenteile, die heilende Stoffe beinhalten. Das darin enthaltene ätherische Öl ist besonders wirksam. Um den Juckreiz zu lindern, kann eine Vaginalspülung mit Kamillenblüte helfen.

Matricaria-chamomilla-Vaginalspülung bei Ausfluss

Nehmen Sie etwa zwei Esslöffel der Blüten und überbrühen Sie sie mit heißem Wasser. Der Aufguss sollte etwa 20 Minuten ziehen. Seihen Sie den Sud ab und lassen Sie ihn auf 37 Grad Körpertemperatur abkühlen, bevor Sie ihn verwenden. Rühren Sie danach etwa zwei Esslöffel Bioapfelessig unter und geben Sie den Sud in eine Frauendusche. Wer diese nicht zur Hand hat, kann auch eine saubere Einwegspritze verwenden. Spülen Sie den Scheideneingang mehrmals täglich damit aus. Über einen längeren Zeitraum eignet sich diese Spülung jedoch nicht, da die Echte Kamille die Haut austrocknet.

Genau wie die Kamille wirkt auch **Majoran *(Origanum majorana)*** sehr gut bei Juckreiz, Ausfluss und Pilzinfektionen mit seinem ätherischen Öl sowie den Bitter- und Gerbstoffen, die im blühenden Kraut enthalten sind. Seine starken Kräfte wirken vor allem auch bei dem Kampf gegen die Keime Candida albicans und Staphylokokken.

Vaginalzäpfchen mit ätherischem Majoranöl

Hier ein Rezept für circa 40 Zäpfchen zu je einem Gramm. Die Zutaten hierfür sind Kakaobutter, die für eine gute Konsistenz und Pflege verantwortlich ist. Außerdem benötigt man Sanddornfruchtfleischöl, um die Schleimhäute zu regenerieren sowie 20 Tropfen ätherisches Majoranöl. Zusätzlich werden noch Einwegzäpfchenformen benötigt, die der Handel bereit hält. Lassen Sie die Kakaobutter im Wasserbad zerfließen. Die geschmolzene Butter von der Platte nehmen, leicht abkühlen lassen und nach und nach die 20 Tropfen Majoranöl sowie auch zehn Tropfen des Sanddornfruchtfleischöls hinein geben. Alles gut durchrühren und die Zäpfchenformen damit befüllen. Danach kommt alles in den Kühlschrank. Wenn die Zäpfchen fest geworden sind, so sind sie gebrauchsfertig. Führen Sie ein Zäpfchen am Abend vor dem Schlafengehen in die Vagina ein.

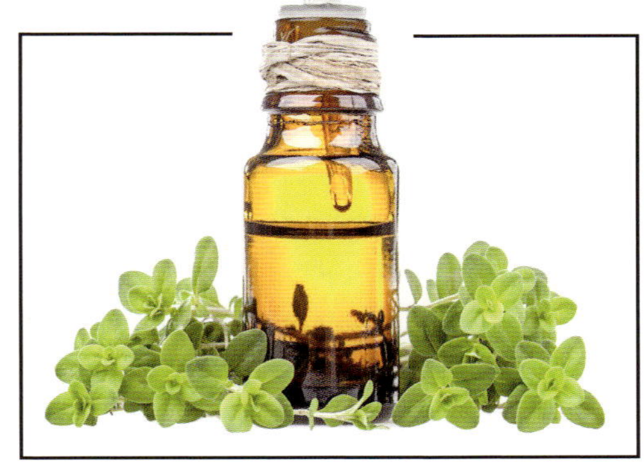

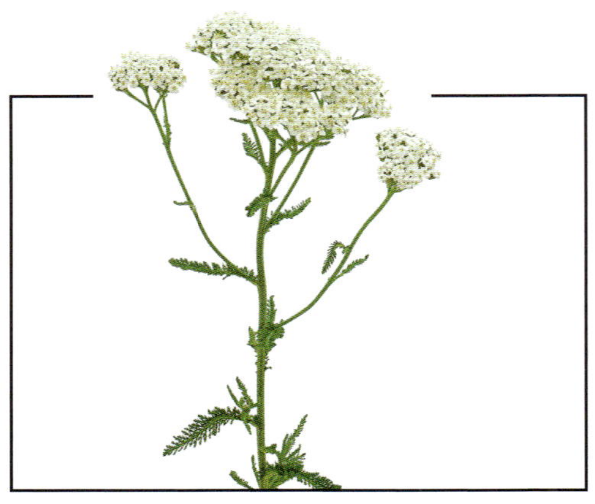

Auch die Schafgarbe *(Achillea)* ist eine sehr gut wirkende Heilpflanze. Auch sie wirkt antibakteriell, entzündungshemmend und antimykotisch. Nutzen Sie das ätherische Öl der Schafgarbe, um den Juckreiz in der Scheide zu heilen oder um die Scheidenpilze zu bekämpfen. Schafgarbenöl gibt es in der Apotheke.

Schafgarbe-Biojoghurt-Paste zur Linderung der Symptome

Besorgen Sie sich für die Herstellung der Paste das ätherische Öl der Schafgarbe, Biojoghurt und ätherisches Lavendelöl. Vermischen Sie zwei gut gehäufte Teelöffel des Joghurts mit jeweils einem Tropfen der ätherischen Öle. Nehmen Sie eine saubere Zehn-Milliliter-Einwegspritze zur Hand und befüllen diese mit der Joghurtpaste. Spritzen Sie nun die Paste vor dem Schlafengehen vorsichtig in die Scheide. Um das Herausfließen über Nacht zu verhindern, macht es Sinn, sich etwas Watte vorzulegen.

Weißer Ausfluss

Bei weißem Ausfluss kann man auf die Wirkung der Weißen Taubnessel *(Lamium album)* setzen. Einen Tee, der von Friedrich A. Bässler 1966 zusammengestellt und erprobt wurde, kann man selbst mischen.

Taubnesseltee nach Bässler

Sie benötigen 40 Gramm Blüten der Weißen Taubnessel *(Lamium album)*, 30 Gramm Baldrianwurzel *(Valeriana)*, 30 Gramm Melissenblätter *(Melissa)* und 40 Gramm Frauenmantelkraut *(Alchemilla)*. Alle Kräuter werden gut gemischt. Für eine Tasse nimmt man zwei gehäufte Teelöffel der Mischung und überbrüht sie mit 200 Milliliter siedendem Wasser. Die Ziehzeit beträgt etwa zwölf Minuten. Durch ein Sieb abseihen. Davon sollten Sie über einen Zeitraum von Minimum sechs Wochen täglich zwei Tassen trinken.

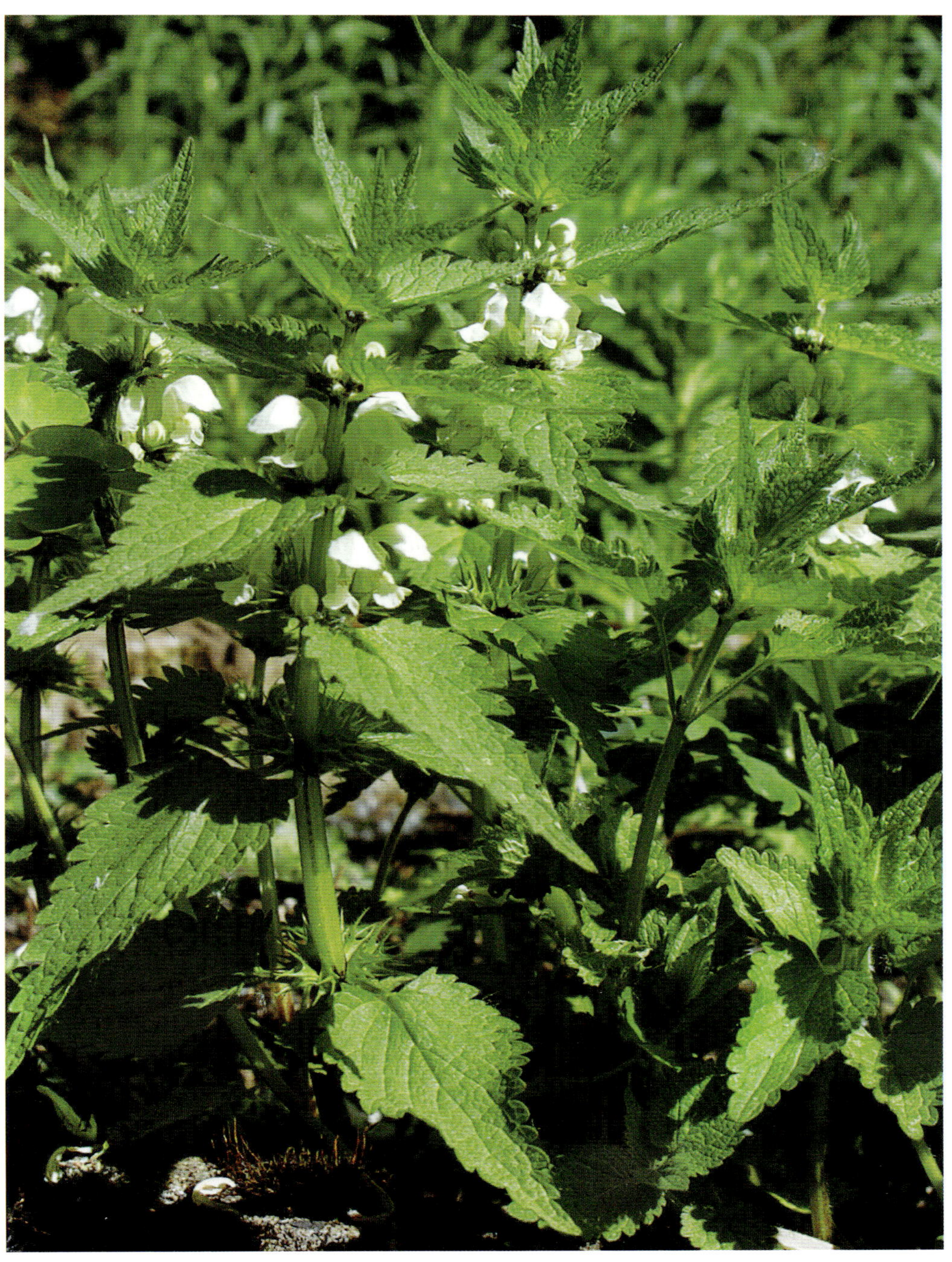

Trockene Schleimhäute, trockene Vaginalschleimhaut

Wenn die Vaginalschleimhaut trocken ist, wird dadurch auch das Liebesleben beeinträchtigt. Die Reizung der Haut lässt die Lust auf die Lust vergehen. Versuchen Sie es mit **Lein *(Linum)***. Er ist in der Lage, die Schleimhäute im gesamten Körper auf sanfte Weise zu sanieren. Es sind die Schleimstoffe, die im Lein enthalten sind, die ihn so wertvoll machen.

Leinkur zur Schleimhautsanierung

Nehmen Sie pro Tag jeweils zweimal einen Esslöffel geschroteten Leinsamen zu sich. Pur oder in Joghurt, Quark oder Fruchtsaft.

WICHTIG: Bei der Verwendung von Leinsamen immer reichlich Flüssigkeit zu sich nehmen, da er im Magen-Darm-Trakt stark aufquillt. Wer Probleme mit einer engen Darmpassage hat, muss besonders darauf achten.

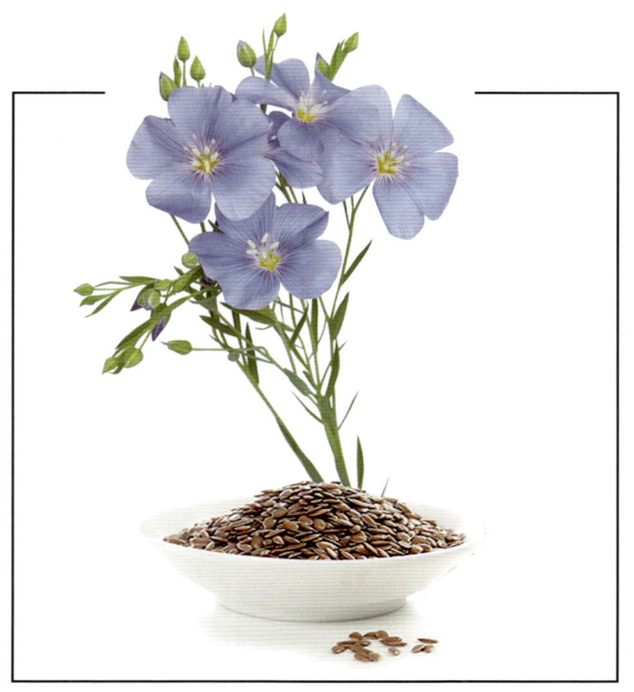

TIPP: Es gilt die Regel: Auf einen Esslöffel des geschrotenen Leinsamens mindestens 200 Milliliter Flüssigkeit trinken!

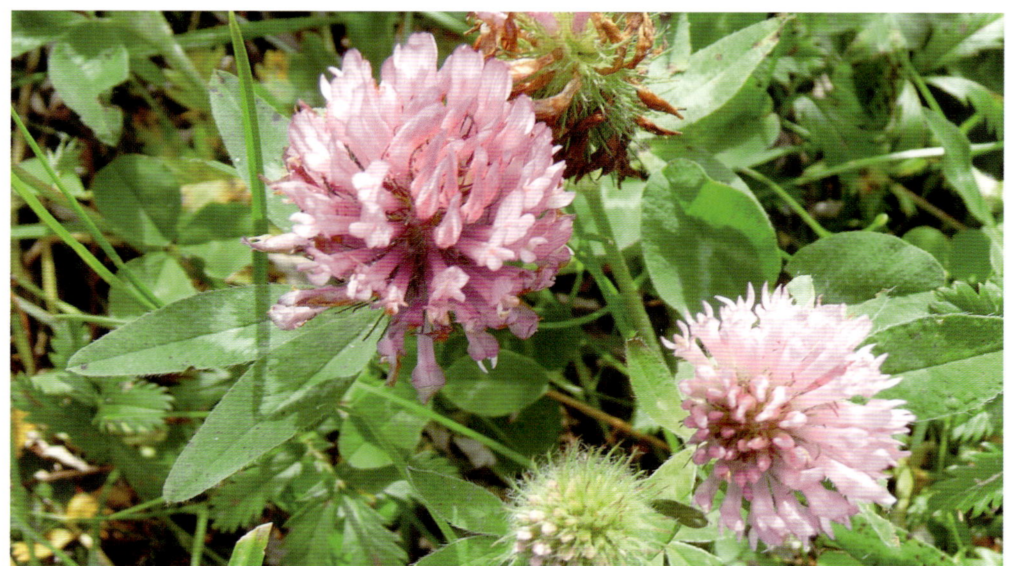

Ist die Schleimhaut der Scheide zu trocken, steigt auch das Infektionsrisiko. Viren, Pilze und Bakterien haben hier dann leichtes Spiel, sich zu vermehren und Krankheiten auszulösen. Gegen trockene Vaginalschleimhaut kann auch der **Rotklee** ***(Trifolium pratense)*** helfen.

Rotkleevaginalgel

Besorgen Sie sich in der Apotheke Rotkleefluid, das aus den Blüten hergestellt ist, und außerdem ein handelsübliches, nicht parfümiertes, neutrales Hautgel. Mischen Sie das Fluid mit dem Gel im Verhältnis eins zu zehn. Um die Creme haltbarer zu machen und damit die Wirkstoffe besser im Körper aufgenommen werden, empfiehlt sich der Zusatz von etwa zwei Prozent Vitamin E. Das Gel wird dann lokal eingesetzt.

Häufiges Waschen der Vagina mit herkömmlicher Seife kann das, was eigentlich nur gut gemeint ist, in das Gegenteil verwandeln. Das heißt: weniger ist mehr, um es nicht zu einer chronischen Scheidentrockenheit kommen zu lassen. Das Waschen sollte am besten nur zweitägig erfolgen und dann besser mit einem Ringelblumentee als mit einer Intimlotion.

TIPP: Das Gel macht nicht nur die Schleimhaut wieder feuchter, sondern eignet sich durchaus auch als Gleitgel beim Geschlechtsverkehr.

Auch die Rose *(Rosa centiflora)* hilft bei einer trockenen Schleimhaut. Zur Verwendung kommen hier die Blüten, die reich an ätherischem Öl und Gerbstoffen sind, welche entzündungshemmend und wundheilend wirken.

Tragen Sie die nachfolgende Creme bei Wundsein, Fissuren oder auch Trockenheit der Schleimhaut mehrmals täglich dünn auf.

Wundheilende Rosensalbe

Für die Herstellung besorgen Sie sich Bienenwachs und Kokosöl. Das Rosenwasser und das Rosenöl können Sie mit der Hundertblättrigen Rose *(Rosa centifolia)* oder auch der Hundsrose *(Rosa canina)* selbst herstellen.

1. Herstellen von Rosenöl

Ein paar ungespritzte Rosenknospen und offene Blüten sammeln und diese etwas antrocknen lassen. In ein Glas geben und dazu so viel Jojobaöl geben, dass die Blüten bedeckt sind. Alles an einem warmen Ort etwa drei Wochen ziehen lassen.

2. Herstellen von Rosenwasser

Aus ein paar Rosenblättern setzen Sie mit einem Viertelliter heißem Wasser (nicht kochen lassen) einen Tee auf. Nach drei Stunden Ziehzeit muss der Tee noch ganz abkühlen, abseihen und fertig ist das Rosenwasser.

3. Herstellung der Salbe

Wenn die Basis bereitsteht, kann die Herstellung der Salbe beginnen. Etwa zehn Gramm Bienenwachs zusammen mit vier Gramm Kokosöl langsam auf etwa 70 Grad im Wasserbad erhitzen. Ist das Wachs geschmolzen, geben Sie 90 Gramm Rosenöl hinzu, welches sehr gut untergerührt werden muss. Mit einem Stabmixer wird dann noch 100 Gramm Rosenwasser eingerührt. Es kann etwas dauern, bis alles eine cremige Konsistenz bekommt. Ist alles gut vermischt, in ein schönes Döschen umfüllen und – wann immer Sie die Salbe benötigen – anwenden.

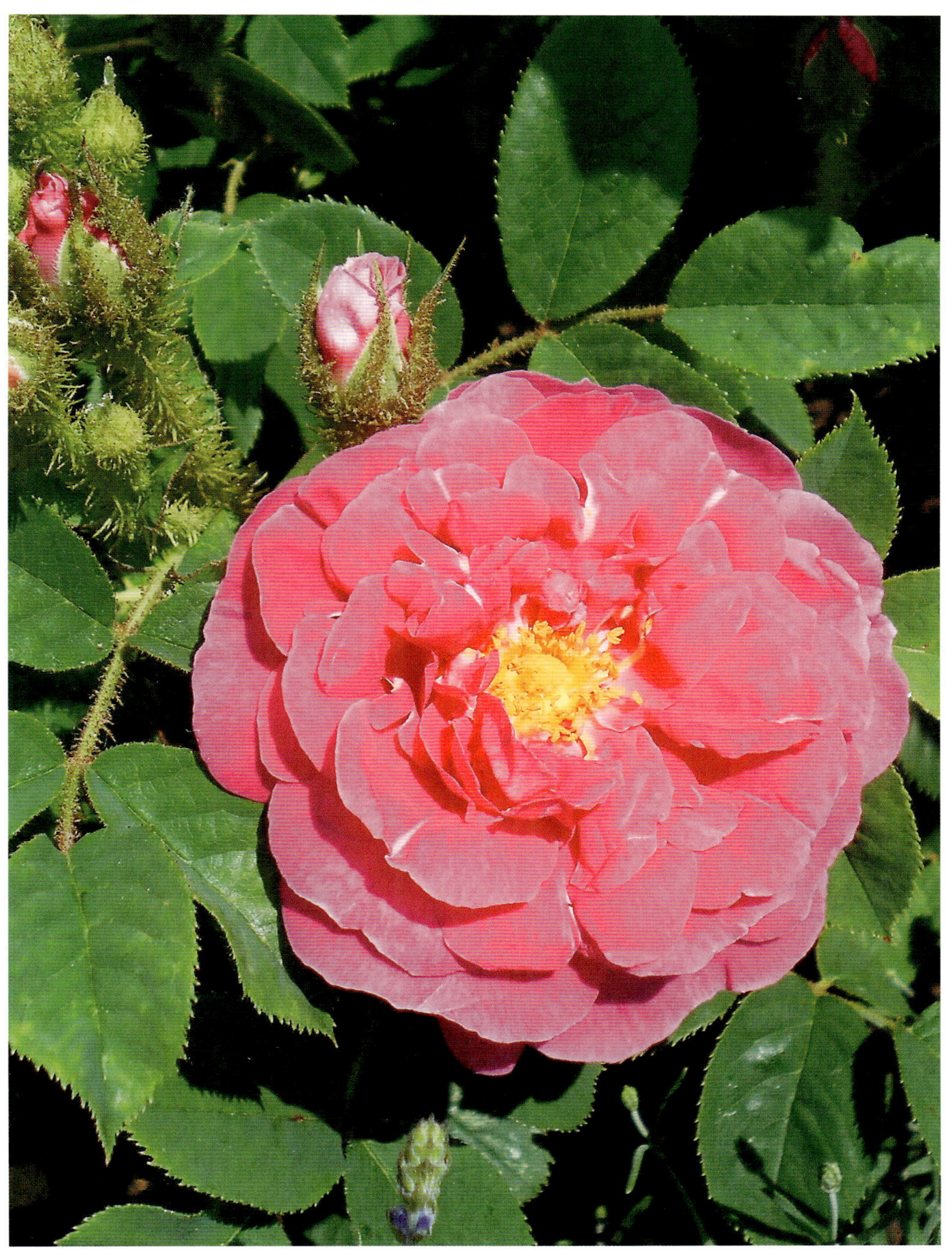

Was hilft bei Kraurose?

Wer unter einer „Kraurose" leidet, kann ein Lied davon singen, wie unangenehm und schlecht sie zu heilen ist. Der Fachbegriff der Krankheit lautet „Lichen sclerosus". Meist kommt die Erkrankung im genitalen Bereich vor. Die Symptome sind ähnlich der einer Neurodermitis. Jede Untersuchung bei der Gynäkologin oder beim Gynäkologen oder jeder Geschlechtsakt wird zum Horrortrip. Betroffen sind von der Erkrankung sowohl Frauen als auch Männer, aber auch Kinder. Im Endstadium der Erkrankung kommt es zu einer Rückbildung der Vulva und beim Mann zur Verengung der Harnröhre bzw. der Harnröhrenöffnung und zum Befall der Eichel. Der Erdrauch *(Fumaria officinalis)* kann hier in Kombination mit anderen Kräutern helfen, die Leiden zu lindern.

Tinktur bei Beschwerden der Kraurose

Die Tinkturtropfen werden in der Apotheke angemischt. Lassen Sie sich diese anmischen. Die Tropfen nehmen Sie dann über drei Monate lang ein. Es ist eine Dosierung von zweimal täglich etwa 20 Tropfen auf der Zunge angemessen.
Die Tinkturmischung wird wie folgt angesetzt:

30 Milliliter Erdrauch *(Fumaria officinalis)*
30 Milliliter Stiefmütterchen *(Viola tricolor)*
30 Milliliter Rotklee *(Trifolium pratense)*
20 Milliliter Bittersüß *(Dulcamara)*
+ Dilution (homöopathische Verdünnung)
20 Milliliter Zinn *(Stannum metallicum)* D8
20 Milliliter Schwefel *(Sulfur)* D8
20 Milliliter Stephanskörner *(Stahpisagria)* D8

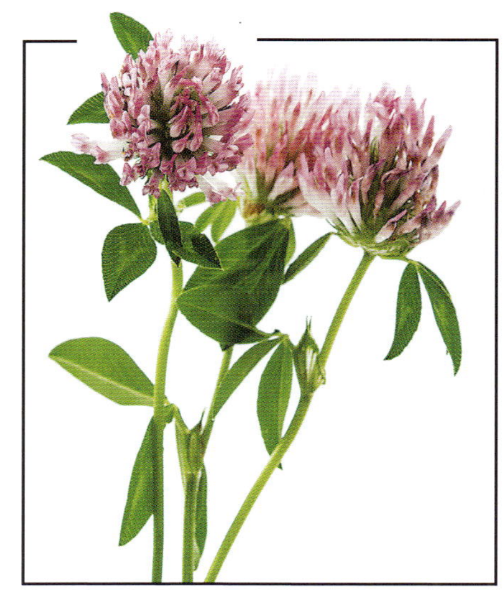

Neben den Tropfen ist eine angemessene Hautpflege sehr wichtig. Hier kann auch Aloe-vera-Gel oder Calendulagel helfen, die Haut zu sanieren. Außerdem können Vaginalkugeln aus Rotklee für ein besseres Scheidenmilieu sorgen.

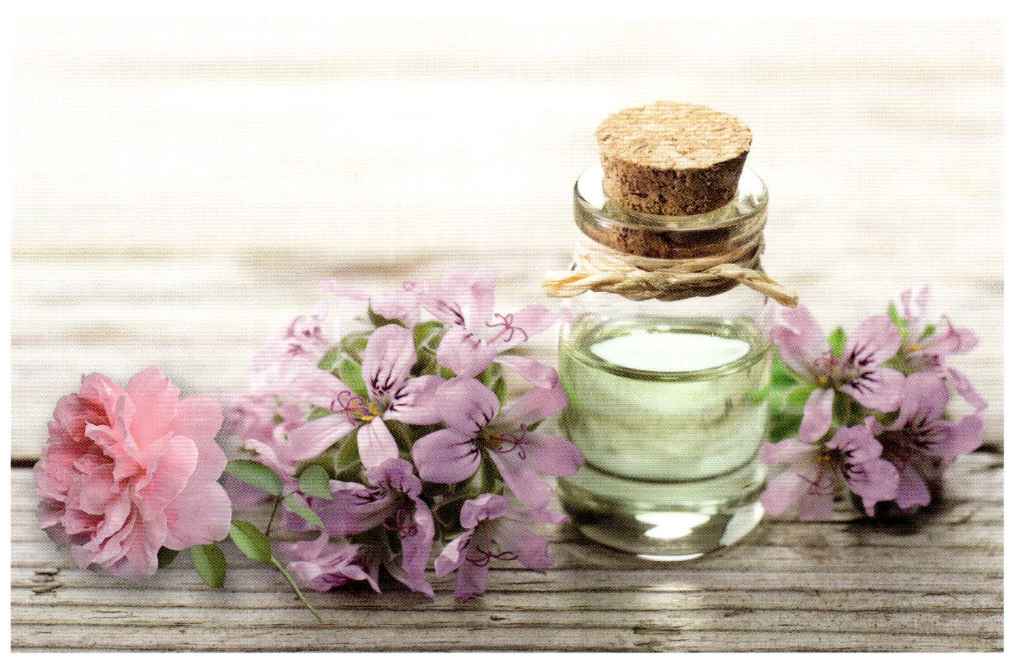

Vaginalkugeln aus Rotklee, Rosenöl und Rosengeranienöl

Geben Sie 40 Gramm Kakaobutter und 25 Gramm Sheabutter in ein Gefäß, welches Sie ins warme Wasserbad hängen. Ist die Butter geschmolzen, alles etwas abkühlen lassen. Danach zehn Milliliter Rotklee *(Trifolium pratense)* Urtinktur, zwölf Tropfen ätherisches Rosenöl *(Rosa centifolia)* und acht Tropfen ätherisches Rosengeranienöl *(Pelargonium graveolens)* einrühren. Wenn die Masse zu weichem Wachs abgekühlt ist, formen Sie mit den Händen kleine, etwa zwei Gramm schwere Kugeln. Diese lassen sich in einer Dose auf Watte mehrere Monate im Kühlschrank lagern.

Wenn sich die Scheide wund anfühlt, zweimal täglich eine Kugel in die Scheide einführen. Bei Kraurose eignen sich die Rotkleekugeln zur Dauermedikation.

WICHTIG: Nicht parallel mit Präservativen anwenden, da das Fett die Sicherheit mindern kann!

Die Heilung von Herpes genitalis unterstützen

Dass man das Herpesvirus in sich trägt, merkt man oft gar nicht. Ein Ausbruch kann auch erst Jahre nach dem Infizieren erfolgen. Der Herpesschub deutet sich meist mit einem Kribbeln an. Es bilden sich Bläschen, die mit hochinfektiöser Flüssigkeit gefüllt sind. Nach etwa zwei Wochen heilen die Verkrustungen dann ab. Achten Sie deshalb auf Hygiene. Tücher oder Lappen sollten sofort bei hohen Temperaturen gewaschen werden. Beim Behandeln der infektiösen Stellen sollten Sie Einweghandschuhe tragen. Wirksam ist meist nur die Schulmedizin. Dennoch kann man diese durch die Anwendung von Heilkräutern begleitend unterstützen.

Die **Gartenmelisse** ***(Melissa officinalis)***, **Frauenmantel** ***(Alchemilla)***, **Storchschnabel** ***(Geranium)*** und die **Echte Walnuss** ***(Juglans regia)*** können hierbei gute Dienste leisten. Diese wirken antiviral.

Sitzbad mit einer Kräutermischung

Besorgen Sie sich von den folgenden Kräutern ungefähr jeweils 100 Gramm. Damit können Sie die Heilkräutermischung selbst herstellen. Sie benötigen Frauenmantelkraut *(Alchemilla)*, Melissenblätter *(Melissa officinalis)*, Blüten der Ringelblume *(Calendula)* , Sanikel *(Sanicula)*, Storchschnabelkraut *(Geranium)* und Blätter der Echten Walnuss *(Juglans regia)*. Mischen Sie die Kräuter in gleichen Anteilen und kochen Sie daraus einen Sud. Den Sud setzen Sie wie folgt an: Zehn Esslöffel der Kräutermischung auf etwa vier Liter Wasser. Nach dem Aufkochen lassen Sie den Sud für 30 Minuten zugedeckt ziehen. Seihen Sie das Ganze dann durch ein sauberes Leinentuch ab und geben den Sud in Ihr Sitzbad. Dies sollte etwa 15 Minuten dauern. Das Sitzbad wirkt antiviral gegen den Herpesvirus.

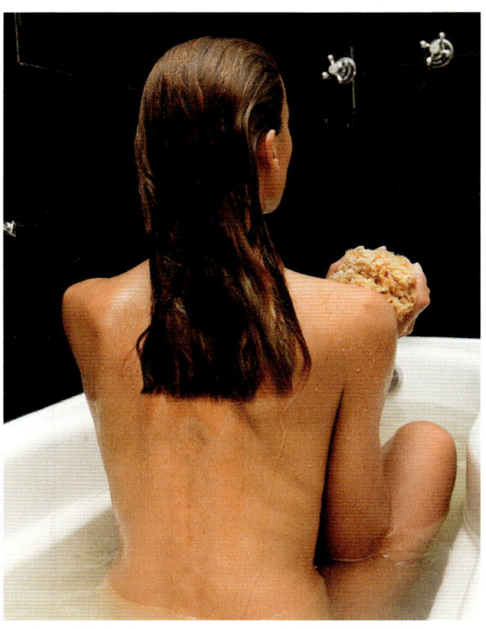

Die **Myrrhe** ***(Commiphora spp.)*** kann ebenso helfen, die juckenden Bläschen zu mildern. Unter Myrrhe versteht man das Harz aus dem Saft des Myrrhebaumes. Dieser kommt in trockenen, heißen Ländern wie zum Beispiel Somalia vor und wird nicht kultiviert angebaut. In orientalischen Ländern kann man das Harz des Baumes recht preisgünstig erwerben.

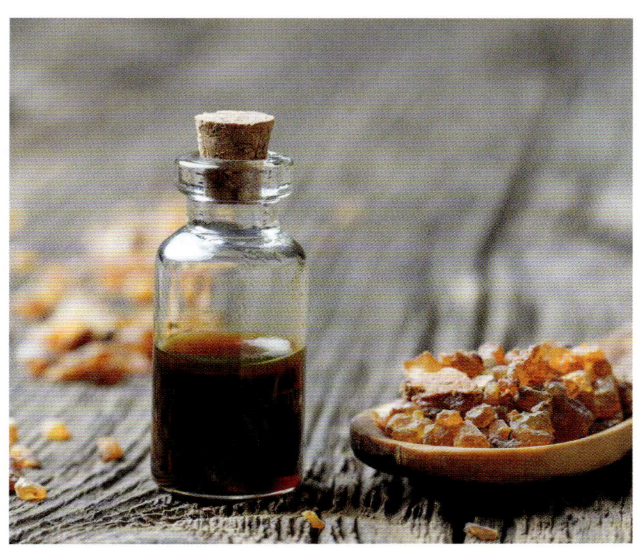

Myrrhentinktur bei juckenden Bläschen

Für die Tinktur setzt man ein Teil Myrrheharz mit fünf Teilen 40-prozentigem Alkohol an. Es lohnt sich, eine größere Menge der Tinktur herzustellen, da später bei der Anwendung, immer zehn Milliliter der fertigen Tinktur benötigt werden. Zerkleinern Sie das Harz und geben es in eine saubere Flasche. Füllen Sie so viel Alkohol ein, dass alles gut bedeckt ist. Stellen Sie die Flasche für vier bis sechs Wochen an einen warmen Ort. Ist die Tinktur fertig, durch ein Tuch in eine Braunflasche umfüllen.

Wenn Sie von den Bläschen geplagt werden, mischen Sie zehn Milliliter der Myrrhentinktur mit 40 Milliliter Wasser in einer Braunflasche. Verschütteln Sie alles gut. Nehmen Sie eine Zehn-Milliliter-Einwegspritze zur Hand und ziehen Sie die Tinkturmischung darin auf. Nun vorsichtig zur Scheidenspülung verwenden. Diese können Sie mehrmals täglich anwenden.

TIPP: Die Myrrhentinktur kann auch bei Lippenherpes helfen. Betupfen Sie die betroffenen Stellen mehrmals täglich mit einem sauberen, in der Tinktur getränkten Wattestäbchen.

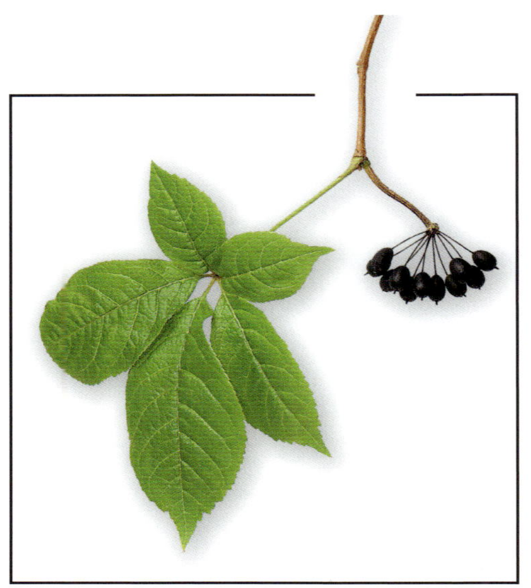

Die **Borstige Taigawurzel** *(Eleutherococcus senticosus)* ist ein Strauch von zwei bis sieben Metern Höhe. Er bildet kleine gelbe Blütenstände. Seine Früchte sind dunkelblau, fast schwarz. Als Arznei werden die getrockneten, ganzen oder geschnittenen Wurzeln der Pflanze verwendet. Die getrocknete Taigawurzel ist in Apotheken und Drogerien erhältlich. Alternativ wird auch eine Tinktur davon angeboten.

Die Taigawurzel ist als begleitendes Heilmittel bei Herpesvirusinfektionen anzuwenden. Die Wurzel schützt gegen Virusinfektionen, da sie immunmodulierende Eigenschaften besitzt. Besorgen Sie sich am besten direkt das Taigawurzelpulver. Nehmen Sie davon einige Monate lang täglich einen bis drei Teelöffel pur oder in Wasser oder Saft gemischt ein.

TIPP: **Die Taigawurzel gilt als Ginsengersatz, welcher zur Leistungssteigerung führt. Ebenso kann die Wurzel als Stärkungsmittel bei einem positiven Krebsbefund eingesetzt werden.**

Behandlung von Myomen

Myome sind Wucherungen, die in der Gebärmutter auftreten und als gutartige Tumore gelten. Sie entstehen in der Zeit zwischen der Pubertät und den Wechseljahren. Meist machen Sie keine Probleme, aber das Wachstum sollte regelmäßig überprüft werden. Myome führen zu übermäßigen Blutungen und Beschwerden im Unterleib, die meist von Krämpfen begleitet werden.

Bei Myomen kleinerer Größe kann man versuchen, diese durch die Wirkstoffe im Grüntee nicht weiter wachsen zu lassen. Sie müssen allerdings täglich mindestens einen Liter davon trinken. Grüntee wird von vielen Frauen als „Wundermittel" bezeichnet. Er stärkt die Abwehrkräfte, das Herz-Kreislauf-System und fördert den Fettstoffwechsel. Er fördert die Konzentration, den natürlichen Schlaf und unterstützt außerdem den Knochenaufbau, die Haut, das Herz und die Psyche.

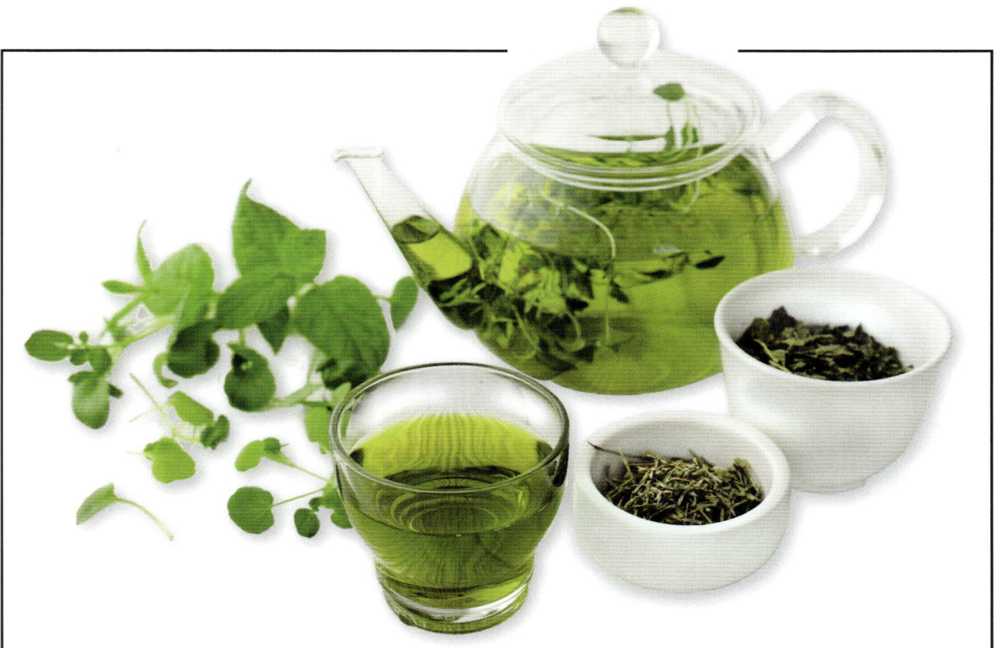

Grüntee

Die Zubereitung von Grüntee hängt von der Blattgröße und der Qualität ab. Bei normaler Blattgröße geben Sie einen Teelöffel Grünteeblätter direkt in die Teekanne. Das Wasser kochen lassen und dann wieder auf circa 70 Grad abkühlen lassen. Das dauert etwa vier Minuten. Erst dann die Blätter übergießen, sonst werden die Inhaltsstoffe zerstört. Die Ziehzeit liegt bei ein bis zwei Minuten. Ist der Tee zu bitter geworden, müssen Sie die Ziehzeit verkürzen. Je nach Qualität der Blätter können mehrere Aufgüsse hergestellt werden.

Die Brennnessel *(Urtica dioica)* kann helfen, möglicherweise entstehender Blutarmut bei Myomen entgegenzuwirken. Sammeln Sie die jungen Blätter Anfang Mai. Diese haben die höchste Konzentration an den Wirkstoffen.

Brennnesselpulver

Sammeln Sie mehrere Handvoll der jungen Blätter und verreiben Sie diese im Mörser zu einem Brei. Den Brei wiegen und mit der gleichen Menge Milchzucker vermischen. Alles zum Trocknen auf ein mit Backpapier ausgelegtes Brett etwa messerdick verstreichen und nicht in der Sonne trocknen. Nach etwa drei Tagen ist der Brei getrocknet und kann im Mörser zu Brennnesselpulver zerrieben werden. Davon nehmen Sie mehrmals täglich einen Teelöffel in Tee oder Wasser gelöst ein.

Gundelrebe *(Glechoma hederacea)* wirkt blutreinigend und kann helfen, die Gebärmutter zu entstauen. Schon Hildegard von Bingen schrieb der Gundelrebe bei kleineren Myomen oder als begleitende Therapie bei vielen Wucherungen heilende Kräfte zu. Sie kreierte zusammen mit anderen Heilkräutern ihr Myomelixier. Dieses sollte man über mehrere Monate hinweg dreimal täglich in der Dosis von einem Esslöffel vor den Mahlzeiten einnehmen.

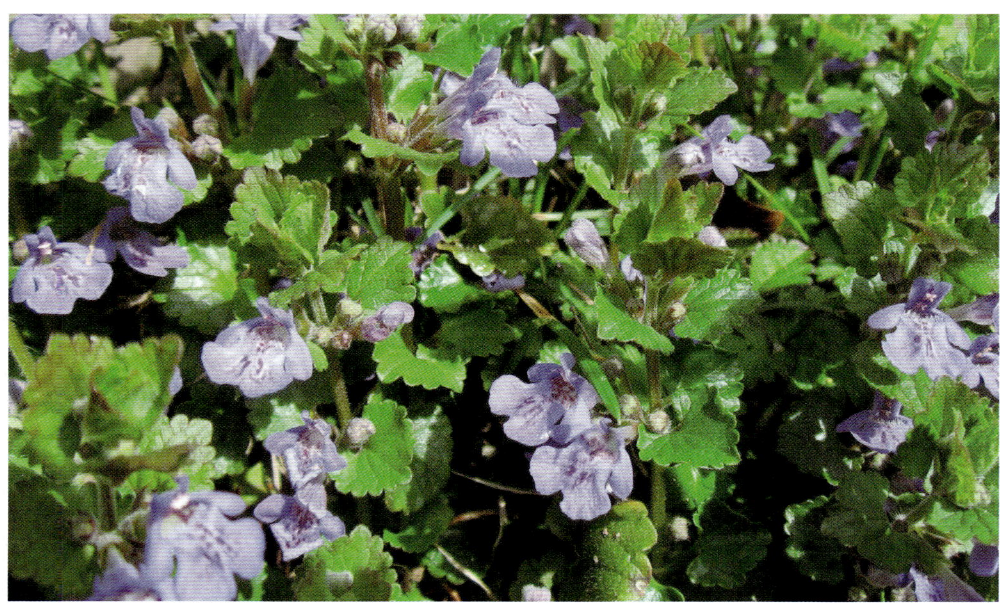

Myomelixier nach Hildegard von Bingen

Sie benötigen zum Ansetzen des Elixiers folgende Kräuter: zwei Gramm Gundelrebenkraut *(Glechoma hederacea)*, zwei Gramm Schafgarbenkraut *(Achillea)*, zwei Gramm Dillkraut *(Anethum graveolens)*, ein Gramm Ingwerwurzel *(Zingiber officinale)*, ein Gramm Gewürznelken *(Syzygium aromaticum)*, ein Gramm Selleriefrüchte *(Apium)*. Außerdem noch 450 Milliliter Weißwein und 50 Milliliter Honig. Alle Kräuter werden mit dem Weißwein in einem Topf zum Kochen gebracht. Kurz köcheln und dann auskühlen lassen. Wenn das Elixier noch lauwarm ist, rühren Sie den Honig unter. Filtern Sie dann das Ganze in eine Braunflasche ab. Die Haltbarkeit des Elixiers beschränkt sich nur auf einige Wochen. Daher sollten Sie nicht zu viel auf einmal ansetzen.

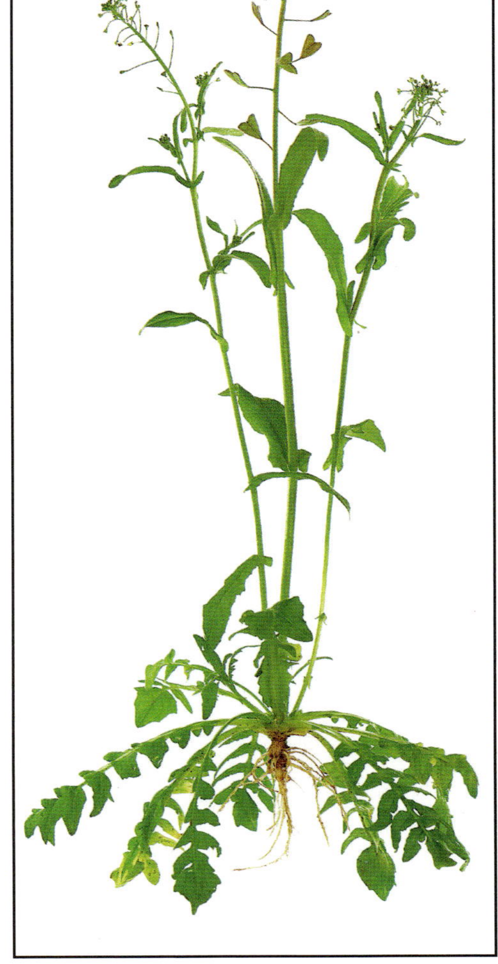

Das Hirtentäschel *(Capsella)* kann zur Blutungshemmung positiv beitragen. Es wirkt zudem krampflösend und blutreinigend, was die Beschwerden bei Myomen lindern kann. Zusammen mit anderen Kräutern kann eine Teemischung zur Blutungsregulation hergestellt werden.

TIPP: Es gibt in der Apotheke ein Frauenmittel, das Berberitze mit Mistel kombiniert. Dies kann in Form von Globuli eingenommen werden und sich bei Myomen als hilfreich erweisen.

Ausgleichender Tee bei Myomen und starker Blutung

Lassen Sie sich in der Apotheke die Teemischung herstellen. Folgende Zutaten werden benötigt: 20 Gramm Hirtentäschelkraut *(Capsella)*, 30 Gramm Löwenzahnwurzel *(Taraxacum)*, 15 Gramm Artischockenblätter *(Cynara)*, 15 Gramm Melissenblätter *(Melissa officinalis)*, 15 Gramm Majorankraut *(Origanum majorana)*, 15 Gramm Frauenmantelkraut *(Alchemilla)* und 15 Gramm Schafgarbenkraut *(Achillea millefolium)*. Trinken Sie drei Tassen täglich.

Blasen- und Harnwegsinfekte

Schon die Kelten und Germanen kannten die heilende Wirkung der **Goldrute *(Solidago)*** und nutzten sie vor allem bei Blasen- und Niereninfektionen. Sie ist auch bei der Wundheilung sehr hilfreich. Man unterscheidet die Echte und die Kanadische Goldrute. Grundsätzlich besitzt das Goldrutenkraut antibakterielle, entzündungshemmende und harntreibende Eigenschaften und enthält vor allem Wirkstoffe wie Flavonoide und Saponine. Diese sekundären Pflanzenstoffe sind nicht nur für die heilenden Wirkungen zuständig, sie vernichten auch freie Radikale.

WICHTIG: Die Echte Goldrute ist in Europa weit verbreitet und findet sich häufig an Waldrändern und auf Viehweiden. Aber Vorsicht: Die Goldrute darf nicht mit dem gelbblühenden und sehr giftigen Jakobskreuzkraut verwechselt werden. Im Zweifelsfalle kaufen Sie den Tee lieber in der Apotheke.

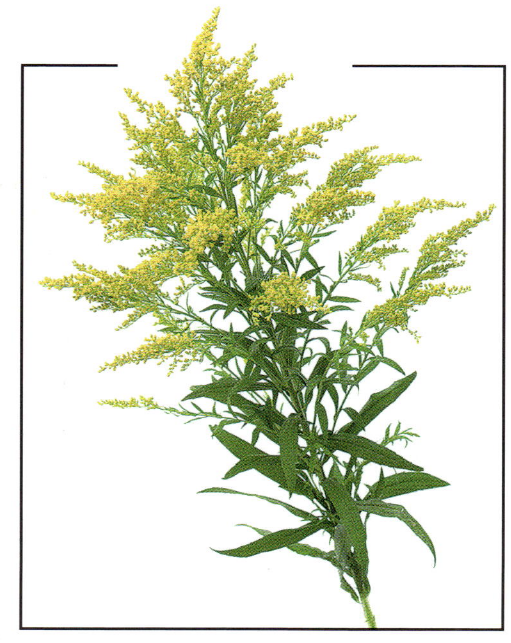

Goldrutentee

Bei obigen Beschwerden hilft ein Tee aus dem Goldrutenkraut *(Solidago)*. Dazu überbrühen Sie einen Esslöffel des getrockneten Krauts mit einem Liter siedendem Wasser. Das Ganze dann zugedeckt zehn Minuten ziehen lassen. Danach abseihen und in eine Thermoskanne gießen. So haben Sie den ganzen Tag über den Goldrutentee zur Verfügung. Trinken Sie immer wieder am Tag eine Tasse davon, bis die Kanne leer ist.

Neben der Goldrute lässt sich auch die **Kapuzinerkresse *(Tropaeolum)*** bei einer Blasenentzündung einsetzen. Diese zu sammeln ist oft ganz einfach, da viele von uns sie im eigenen Garten haben und oft nicht wissen, dass sie ein Heilkraut ist. Die Kapuzinerkresse wirkt antibiotisch und abwehrsteigernd. Aus den Blättern lässt sich ein Pulver herstellen, welches bei einer Blasenentzündung bestimmt lieber eingenommen wird als ein Antibiotikum.

Kapuzinerkressepulver bei Blasenentzündung

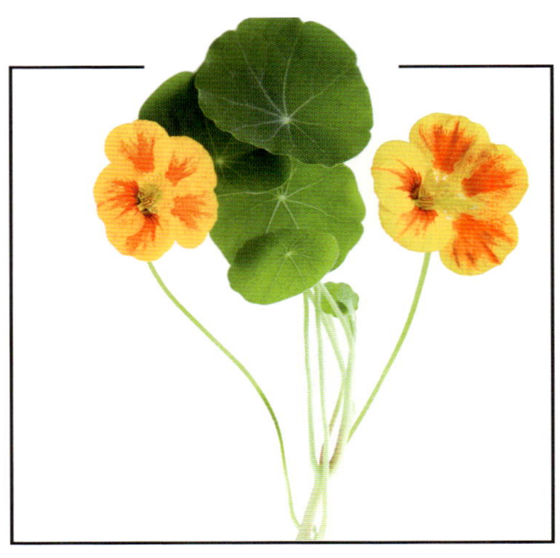

Sammeln Sie mehrere Handvoll der Blätter und achten Sie darauf, dass keine Schädlinge mit gesammelt werden. Diese sind meist an der Blattunterseite zu finden. Die Blätter werden zerschnitten und dann im Mörser zu Brei verrieben, abgewogen und dann mit Milchzucker in der gleichen Menge verrührt. Diesen Brei verstreicht man messerdick auf ein mit Backpapier ausgelegtes Brett und stellt es an einen dunklen, luftigen Ort, wo es langsam durchtrocknen kann. Ist alles hart geworden, gibt man es erneut in den Mörser und pulverisiert die Krümel. Das Pulver wird in eine Braunflasche umgefüllt und hält sich einige Monate lang.

Zur Vorbeugung nimmt man täglich mehrmals einen Teelöffel des Pulvers in Wasser oder Tee gelöst ein. Ist die Blasenentzündung bereits in einem akuten Stadium, kann man die Tagesdosis auf fünfmal täglich einen Teelöffel steigern.

Die **Echte Bärentraube** *(Arctostaphylos uva-ursi)* ist eine weitere Heilpflanze, die bei einem Harnwegsinfekt zum Einsatz kommen kann. Sie wirkt harntreibend und desinfiziert zugleich den Harnleiter. Zu empfehlen ist hier der Einsatz als Teeaufguss oder die Herstellung eines Elixiers in Kombination mit anderen Heilkräutern, die entzündungshemmend wirken.

Blasentee aus Echter Bärentraube

Sammeln Sie bitte keine Blätter aus Wildbeständen, da diese geschützt sind. Besorgen Sie sich die Bärentraubenblätter *(Arctostaphylos uva-ursi)* besser in der Apotheke. Je Tasse Tee benötigen Sie zwei Teelöffel der Blätter auf etwa 200 Milliliter Wasser. Setzen Sie den Tee kalt an und lassen das Ganze mindestens vier Stunden ziehen. Dann abseihen und den Auszug auf Trinktemperatur erhitzen. Wenn die Symptome akut sind, trinken Sie mindestens drei Tassen Tee. Daher empfiehlt es sich, gleich etwas mehr von dem Aufguss anzusetzen. Hören Sie nicht gleich mit dem Trinken des Tees auf, wenn die Beschwerden nachlassen. Erst wenn der Urin über längere Zeit hinweg bakterienfrei ist, können Sie den Tee absetzen.

Erste-Hilfe-Elixier aus einer Kräutermischung

Sie benötigen:
50 Gramm Echte Bärentraubenblätter
30 Gramm Goldrutenkraut
30 Gramm Schafgarbenkraut
30 Gramm Zinnkrautkraut
300 Milliliter Grappa oder Weinbrand

TIPP: Das Elixier kann auch bei Niereninfektionen, Nierensteinen oder Harnwegsinfekten aller Art dafür sorgen, dass die Beschwerden besser werden.

Alle Kräuter werden gut gemischt und dann in eine saubere Glasflasche gefüllt. Alles mit dem Alkohol übergießen, bis die Kräuter gut bedeckt sind, sodass nicht mehr viel Luft bleibt. Das Ganze am besten für vier Wochen an einem mäßig warmen Ort im Dunkeln ziehen lassen. Täglich schütteln. Nach der Ziehzeit abseihen und in eine Braunflasche umfüllen. Das Elixier hält sich meist über ein paar Jahre hinweg. Selbst bei leichten Ausflockungen in der Flasche ist das Elixier noch wirksam. Beginnt es allerdings zu müffeln oder komisch zu schmecken, setzen Sie lieber ein frisches Elixier auf bekannte Weise an.

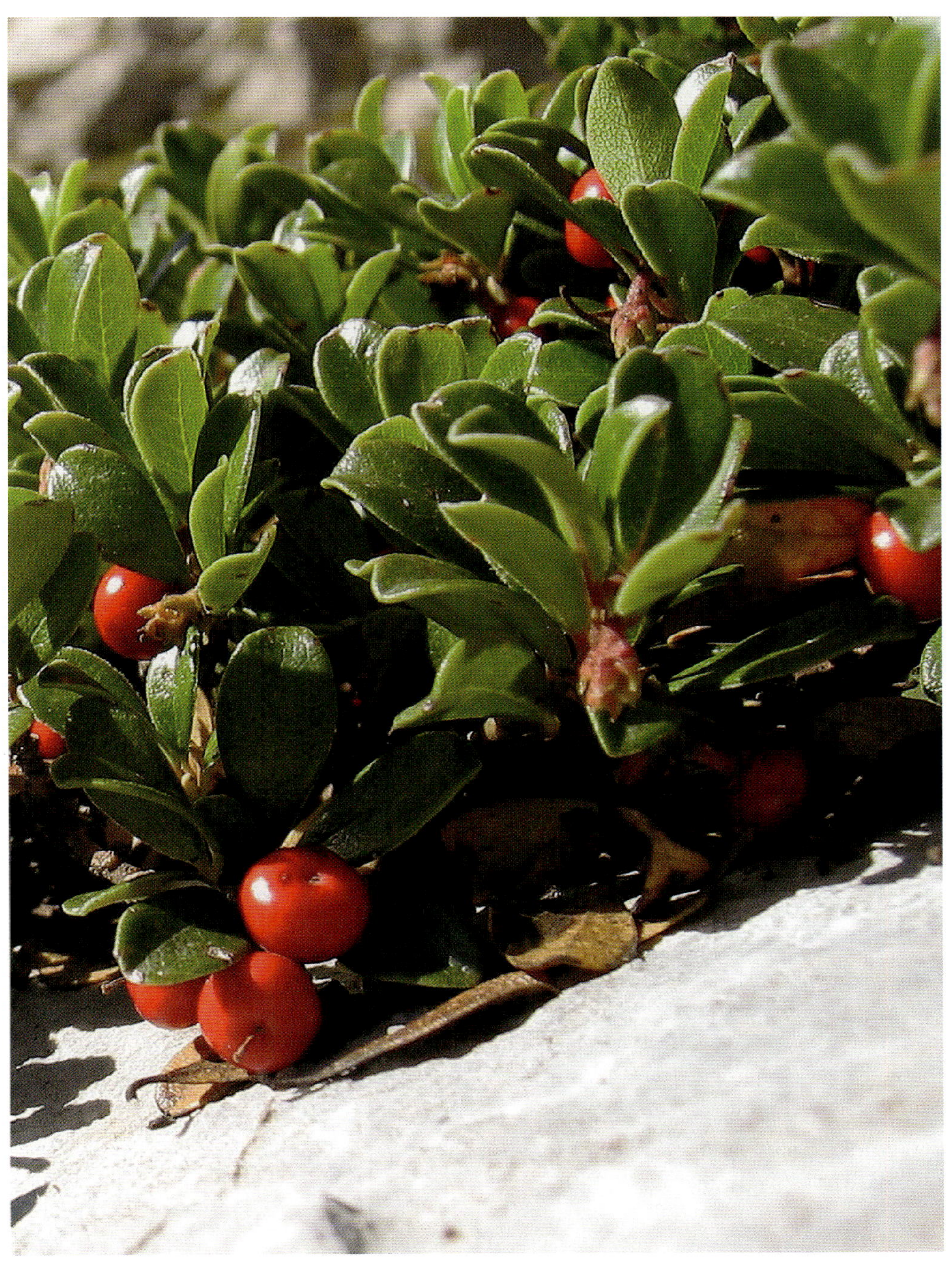

Darmgesundheit – Darmparasiten

Es gibt eine Vielzahl an Darmparasiten, die Bauchkrämpfe, Fieber und Durchfall hervorrufen können. Wenn Sie sicher gehen wollen, ob und an welchen Parasiten Sie leiden, lassen Sie eine Stuhlprobe untersuchen. Es gibt aber auch recht wirksame Hausmittel gegen Darmparasiten, obwohl es meist immer eine Kombination aus Schulmedizin und alternativer Medizin ist, die zu einem Erfolg führt.

Knoblauch-Wurmkur

Drei frische, gepresste Knoblauchzehen *(Allium sativum)* in einer Tasse Milch zwölf Stunden ziehen lassen. Abseihen und täglich morgens auf nüchternen Magen über einen Zeitraum von 20 Tagen trinken. Die Kur wirkt gegen fast alle Arten von Darmparasiten.

Wer den Geruch und den Geschmack von Knoblauch nicht mag, für den gibt es eine gute Alternative:

Meerrettich-Apfel-Zwiebel-Kur

Für diese Kur benötigen Sie 50 Gramm frischen, geriebenen Meerrettich *(Armoracia rusticana)*, einen mittelgroßen Apfel (mit Schale), kleingewürfelt. 100 Milliliter natives Bioolivenöl, 50 Milliliter Bioapfelessig (naturtrüb), eine mittelgroße, kleingehackte Zwiebel *(Allium cepa)*, und 20 Gramm frische, geriebene Ingwerwurzel *(Zingiber officinale)*. Alles in ein Schraubglas geben. 24 Stunden ziehen lassen und dann täglich drei Esslöffel (mit allen Einlagen) davon einnehmen, bis das Glas leer ist. Die Kur dauert circa acht bis zehn Tage und kann nach einer Woche auch noch einmal wiederholt werden. Dem Darm schadet es sicher nicht.

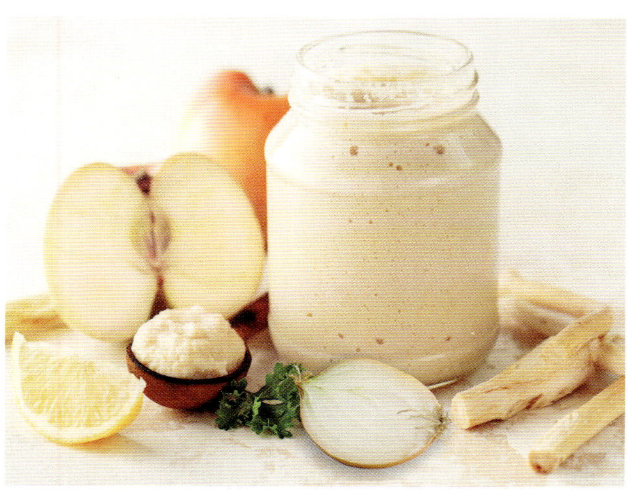

WICHTIG: Zur Unterstützung der beiden Kuren ist es hilfreich, wenn Sie dabei weitestgehend auf das Essen von Fleisch verzichten, da das Fleisch schwer verdaulich ist und sich oft in den hintersten Ecken des Darms festsetzt. Dort können sich Fäulnisbakterien und Viren ansammeln, die für den Organismus schädlich sind. Deshalb sollten Sie grundsätzlich auf schwerverdauliches Schweine- und Rindfleisch verzichten, um Ihren Darm dauerhaft gesund zu halten. Fisch und Geflügelfleisch sind leichter verdaulich, sollten aber auch nur einmal pro Woche gegessen werden.

Wer hätte gedacht, dass im **Kürbis *(Cucurbita)*** ein Mittel gegen Darmparasiten steckt? Es sind die Kürbiskerne, die durch das darin enthaltene Cucurbitacin den Parasiten zu Leibe rücken. Sie lähmen diese und verhindern das Andocken an der Darmwand. So werden sie schneller aus dem Darm ausgespült.

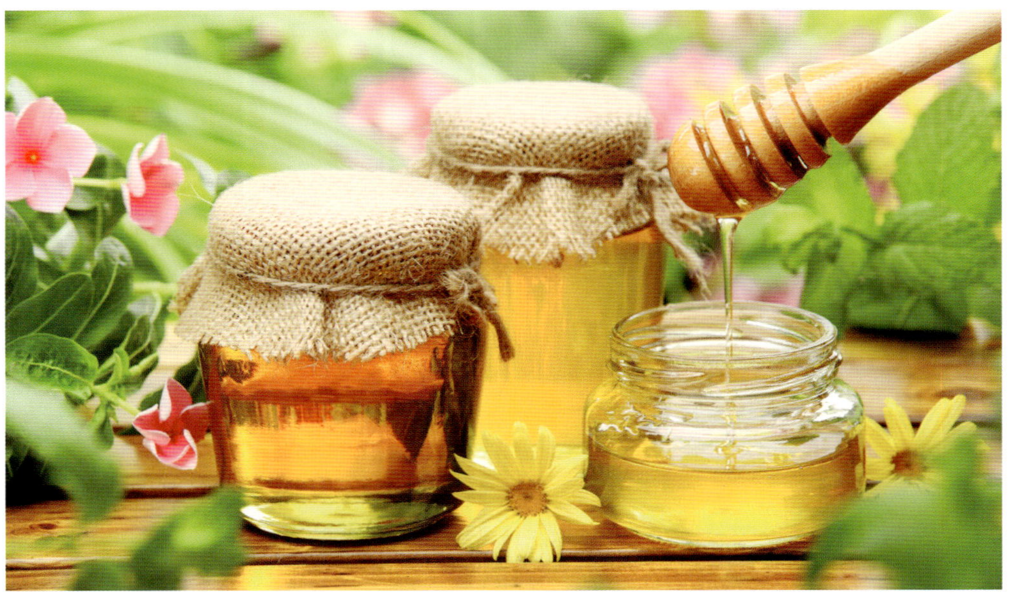

Kürbiskern-Honig-Brei

Geben Sie einen Esslöffel Kürbiskerne *(Cucurbita)* in den Mörser und zerreiben diese. Danach zwei Esslöffel Honig dazu geben und alles miteinander vermischen. Essen Sie diesen Brei für eine Woche täglich auf nüchternen Magen. Im Anschluss frühstücken Sie dann bitte abführende Lebensmittel, wie zum Beispiel einen grünen Smoothie.

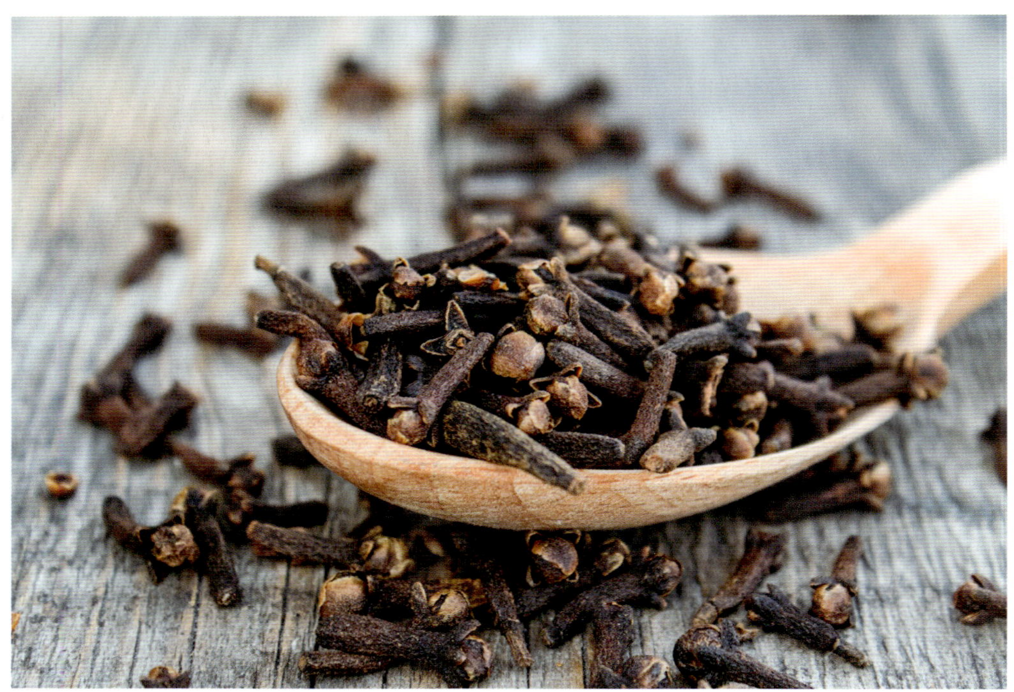

Gewürznelken *(Syzygium aromaticum)* können Bandwürmer vernichten und sogar deren Eier unschädlich machen. Mit der antibakteriellen und antiseptischen Wirkung gelingt es, den Darm vor den Folgen des Befalls zu schützen.

Nelkentee

Geben Sie einen Teelöffel Nelkenpulver – am wirksamsten ist es frisch gemahlen – in eine Tasse und überbrühen es mit heißem Wasser. Zugedeckt etwa 20 Minuten ziehen lassen und dann trinken. Die Teekur sollte eine Woche dauern. Dazu trinken Sie am besten dreimal am Tag eine Tasse des Nelkentees.

Darmgesundheit – Verdauung

Viele Frauen haben während und nach der Schwangerschaft Probleme mit Hämorriden. Bei einer Schwangerschaft verändert sich der weibliche Körper, sodass er Hämorriden begünstigt. Schwangerschaftshormone verursachen, dass der Beckenboden und das umliegende Bindegewebe weich werden. Im Endstadium einer Schwangerschaft drücken das Kind und die Gebärmutter auf die Blutgefäße im Analbereich. Bei der Geburt sind die Presswehen dann noch eine weitere Belastung. Diese Belastungen und Veränderungen sind bei vielen Frauen nie mehr ganz reparabel und verstärken sich oft mit jedem weiteren Kind. Die Neigung zu Hämorriden verstärkt sich noch weiter, wenn falsche Ernährung zu einem harten Stuhlgang mit ständigem Pressen führt. Eine ballaststoffreiche und vollwertige Ernährung mit viel Gemüse, Salaten, Obst und wenig Fleisch verhilft Ihnen zu einem normalen und schmerzfreien Stuhlgang. Wer dennoch unter immer wiederkehrender Verstopfung leidet, dem kann mit **Indischem Flohsamen *(Plantago indica)*** geholfen werden. Diesen können Sie in jeder Apotheke kaufen.

Bioquark mit Flohsamen

Die Indischen Flohsamen müssen über Nacht quellen. Daher ist es notwendig, einen Esslöffel der Flohsamen in einer Tasse ziehen zu lassen. Geben Sie so viel Wasser dazu, dass die Samen zur Hälfte bedeckt sind. Über Nacht gelieren diese. Geben Sie am Morgen etwa 125 Gramm Biomagerquark in eine Schale und rühren den Flohsamengelee hinein. Verzehren Sie diesen nüchtern. Wer es süßer mag, kann etwas Steviapulver hinzugeben.

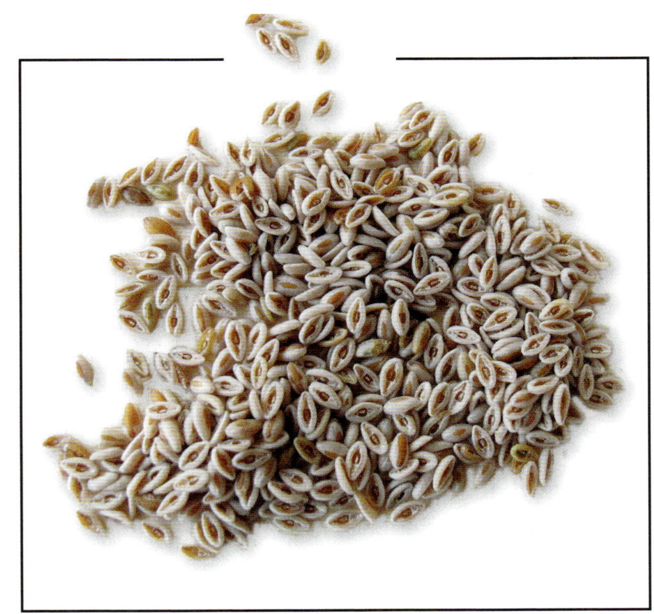

Bei akuter Verstopfung ist meist eine Drei-Tage-Trinkkur hilfreich. Nehmen Sie drei Tage lang keine feste Nahrung zu sich. Trinken Sie im Wechsel alle zwei Stunden einen Viertelliter Sauerkrautsaft, einen Viertelliter lauwarmen Kamillentee oder einen Viertelliter Tomatensaft mit etwas Pfeffer (jeweils ohne Zucker). Das reinigt und desinfiziert den Darm. Sollte das alles nicht helfen, müssen Sie zur Ärztin oder zum Arzt gehen. Wenn Sie Ihre Ernährung konsequent und dauerhaft verändern, wird sich Ihr Problem mit der Verstopfung und den Hämorriden zwangsläufig auflösen.

Ein weiteres probates Mittel bei Verstopfung ist der **Echte Lein *(Linum usitatissimum)***. Zur Anwendung kommt hier der Samen, der geschrotet ins Müsli oder Joghurt gemischt wird. Durch die Feuchtigkeit quillt der Samen auf. Man sollte daher etwas warten, bevor der Joghurt oder das Müsli verzehrt werden. Trinken Sie danach reichlich Flüssigkeit. So wird der Stuhl weich gemacht und kann leichter den Darm passieren.

Kräuter-Abführtee

Möchte man die Verstopfung lieber mit einem Teeaufguss lösen, mischt man die gleiche Menge Fenchelsamen *(Foeniculum)*, Holunderblüten *(Sambucus)*, Eibischblätter *(Althaea officinalis)*, Pfefferminzblätter *(Mentha piperita)* und Sennesblätter *(Senna)*. Für eine Tasse Tee nimmt man von der Mischung ein bis zwei Teelöffel und übergießt diese mit siedendem Wasser. Den Aufguss etwa eine Viertelstunde ziehen lassen, abseihen und schluckweise trinken. Am besten dreimal täglich, bis die Verstopfung der Vergangenheit angehört.

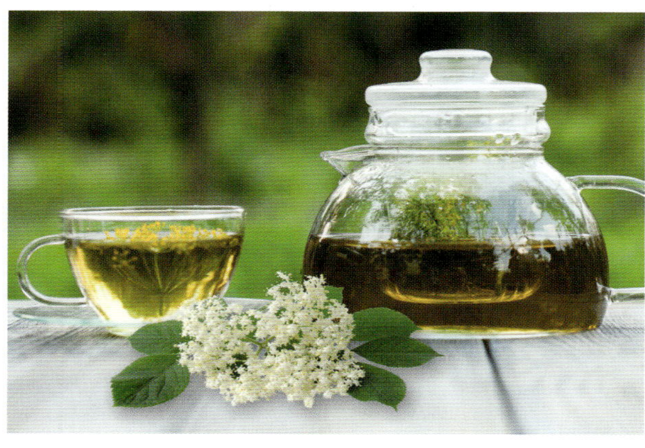

TIPP: Bitte beobachten Sie die Dauer der Verstopfung ganz genau. Dauert sie länger als eine Woche, sollten Sie unbedingt medizinischen Rat einholen. Es wird dann nämlich ganz schnell gefährlich. Aus einer harmlosen Verstopfung kann sehr schnell ein lebensbedrohlicher Darmverschluss werden.

DIE WEIBLICHE BRUST

Schmerzende, gespannte Brüste *(Mastodynie)*

Wenn die Periode näher rückt, leiden viele Mädchen und Frauen unter einer schmerzenden, spannenden Brust *(Mastodynie)*. Hier können Umschläge helfen, die Leiden zu mildern. Falls die Beschwerden allerdings nicht weichen, gehen Sie bitte zur Ärztin oder zum Arzt und lassen Sie auch Ihre Schilddrüse überprüfen.

Möhrenbreiumschlag

Vier mittelgroße Möhren *(Daucus)* pürieren. Das breiige Fruchtfleisch für etwa 20 Minuten als Breiumschlag auf die schmerzende Brust streichen. Den Brei danach abwischen und die Brust mit einer Wasser-Alkohol-Mischung kalt abreiben.

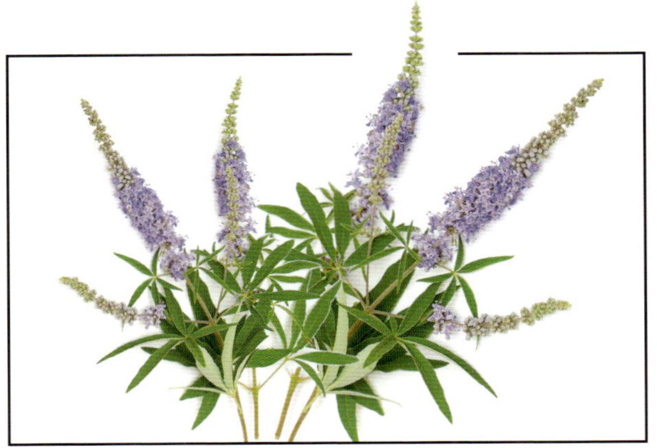

TIPP: Mönchspfeffer nur in der zweiten Zyklushälfte anwenden und dann wieder absetzen. Sonst wird die Wirkung nachlassen oder versagen.

Mönchspfeffertee

Hierfür werden die Samen und Blätter der getrockneten Mönchspfefferpflanze *(Vitex agnus-castus)* verwendet. Man gibt ein bis zwei Teelöffel davon in eine Tasse und übergießt sie mit kochendem Wasser. Der Tee sollte circa zehn Minuten ziehen, je nach Geschmack kann er leicht gesüßt werden, am besten mit Honig oder Stevia. Danach wird der Tee mit einem kleinen Sieb abgeseiht. Wenn der Tee etwas abgekühlt ist, trinkt man ihn in kleinen Schlucken. Der Tee kann über zwei bis drei Wochen mit täglich zwei bis drei Tassen als Trinkkur angewendet werden.

Eine weitere Pflanze, die gegen die schmerzende Brust hilft, ist das **Veilchen *(Violaca)***. Es kann das Spannen in der Brust lindern.

Entspannungscreme für die Brust

Möglicherweise wächst das Veilchen *(Viola)* bei Ihnen im Garten. Dann sammeln Sie die Pflanze im Frühjahr, wenn sie zu blühen beginnt. Sie benötigen die gesamte Pflanze zur Herstellung der Creme. Außerdem Rosenwasser, Vaseline und Olivenöl. Hacken Sie 100 Gramm Veilchen und mischen sie diese mit zwei Esslöffeln Rosenwasser, 200 Gramm Vaseline und 100 Milliliter Olivenöl. Geben Sie alles in einen Mixer, bis eine cremige Textur entstanden ist. Diese in einen Cremetiegel füllen und die spannende Brust damit einreiben.

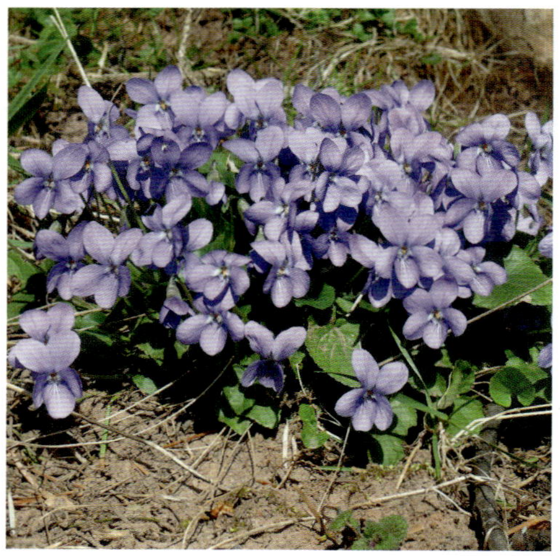

Zysten in der Brust

Zysten in der Brust werden meist durch Abtasten festgestellt. Meist sind sie von harmloser Natur. Allerdings können auch Tumore dieser Art entstehen. Daher lassen Sie sicherheitshalber einen genauen Befund durch Ihren Arzt oder Ihre Ärztin erstellen, bevor Sie selbst die Zysten behandeln.

Die Veilchensalbe (Rezept siehe Entspannungscreme für die Brust oben) hilft nach Hildegard von Bingen auch gegen Zysten in der Brust. Dazu streichen Sie die Salbe von der Brustwarze in Richtung der Achselhöhlen aus. Zweimal täglich über einen längeren Zeitraum anwenden.

Löwenzahn *(Taraxacum)* in Kombination mit anderen Heilkräutern vermag ebenso die kleineren Brustzysten einzudämmen oder, besser noch, diese erst gar nicht entstehen zu lassen. Der Löwenzahn wirkt lymphflussanregend und krebsfeindlich.

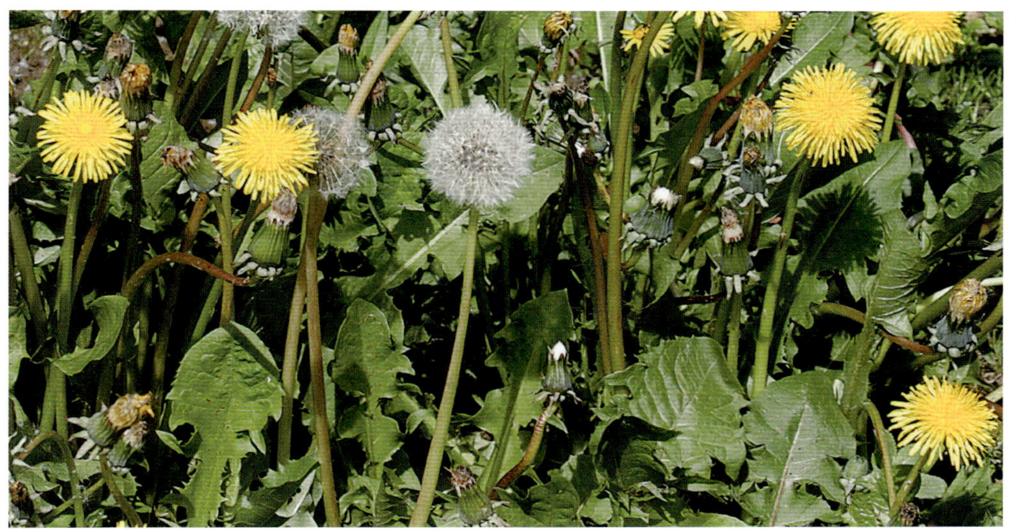

Löwenzahnbrustöl

Stellen Sie aus folgenden getrockneten Kräutern einen Kaltölauszug her. Sie benötigen zu gleichen Teilen die gesamte Löwenzahnpflanze *(Taraxacum)*, Frauenmantel *(Alchemilla)* und die Wurzel der Echten Arzneiengelwurz *(Angelica archangelica)*.

Geben Sie alle Kräuter in ein großes Schraubglas, welches gut schließt, bis es ungefähr zu drei Vierteln gefüllt ist. Füllen Sie ein Basisöl, welches zu Ihrem Hauttyp passt, dazu, bis alles vollständig bedeckt ist. Das Glas verschließen und sechs Wochen an einem warmen Ort ohne Sonneneinstrahlung reifen lassen. Schütteln Sie das Glas alle zwei Tage einmal kräftig. Ist die Wartezeit vorüber, durch einen Kaffeefilter in eine Braunflasche geben. Das Öl hält sich meist so lange wie das Haltbarkeitsdatum des Basisöls. Zweimal täglich die Brust sanft damit massieren.

Um die Wirkung der Salbe und des Öls begleitend zu unterstützen, sollte zusätzlich das Lymphsystem in der Brust angeregt werden. Die gutartigen Zysten sind nämlich eigentlich nur mit Wasser gefüllte Bläschen. Daher empfiehlt sich das Trinken eines Tees, der den Stoffwechsel anregt. Als Basiskraut kommt hier das Johanniskraut *(Hypericum)* zum Einsatz.

TIPP: Als Basisöle eignen sich Olivenöl (trockene Haut), Mandelöl (empfindliche Haut), Sonnenblumenöl (alle Hauttypen) oder Jojobaöl (fettige, unreine Haut).

Lymphtee

Mischen Sie 60 Gramm Johanniskraut *(Hypericum)* mit 60 Gramm Löwenzahn *(Taraxacum)*, 40 Gramm Brennnesselkraut *(Urtica diodica)* und 40 Gramm Ackerschachtelhalm *(Equisetum arvense)* zu einer Teemischung. Je Tasse einen Teelöffel aufbrühen, zehn Minuten ziehen lassen, abseihen und täglich vier Tassen über sechs Wochen hinweg davon trinken.

Brustentzündung

Eine Brustentzündung *(Mastitis)* kann sich in der Stillzeit recht schnell entwickeln. Sie wird meist durch einen Milchstau oder durch Bakterien verursacht. Betroffen ist meist nur eine Brust. Wer außerhalb der Stillzeit an einer Entzündung leidet, kann sicher sein, dass das Bakterium Staphylococcus die Ursache ist. In beiden Fällen ist die betroffene Brust geschwollen, warm und schmerzempfindlich und die Lymphknoten sind geschwollen. Wird die Mastitis nicht behandelt, können sich eitrige Abszesse bilden. Achten Sie daher bereits auf erste Krankheitssymptome.

Die Ringelblume *(Calendula)* kann helfen, die Entzündung zu mildern. Sie wirkt entzündungshemmend, wundheilend, antibakteriell, antitumoral und fungizid. Das Auflegen einer Ringelblumenteekompresse hilft häufig, die Beschwerden zu mildern.

Ringelblumenkompresse

Brühen Sie aus etwa vier Teelöffeln Ringelblume einen Tee auf. Dazu etwa 250 Milliliter siedendes Wasser über die getrockneten Ringelblumenblüten geben, zehn Minuten ziehen lassen und durch ein Teesieb abseihen. Nun nehmen Sie zwei Baumwolltücher zur Hand. Das erste erwärmen Sie mit einer Wärmflasche, das zweite auf die Größe der Anwendungsfläche falten, auf ein Handtuch legen und einrollen. Den Tee darüber gießen und danach gründlich ausdrücken. Das Auswringtuch entfernen und das getränkte Baumwolltuch in das vorgewärmte Tuch einschlagen. Prüfen Sie vor der Anwendung, wie heiß es ist. Nicht dass Sie sich verbrennen, denn die Wärmeempfindlichkeit ist bei jedem anders. Legen Sie das Päckchen auf die betroffene Bruststelle. Bedecken Sie alles mit einem weiteren Tuch, damit es länger warm bleibt. Die Kompresse bleibt für 15 Minuten liegen oder auch so lange, wie Sie es angenehm finden. Die Anwendung sollte einmal am Tag über einen längeren Zeitraum erfolgen.

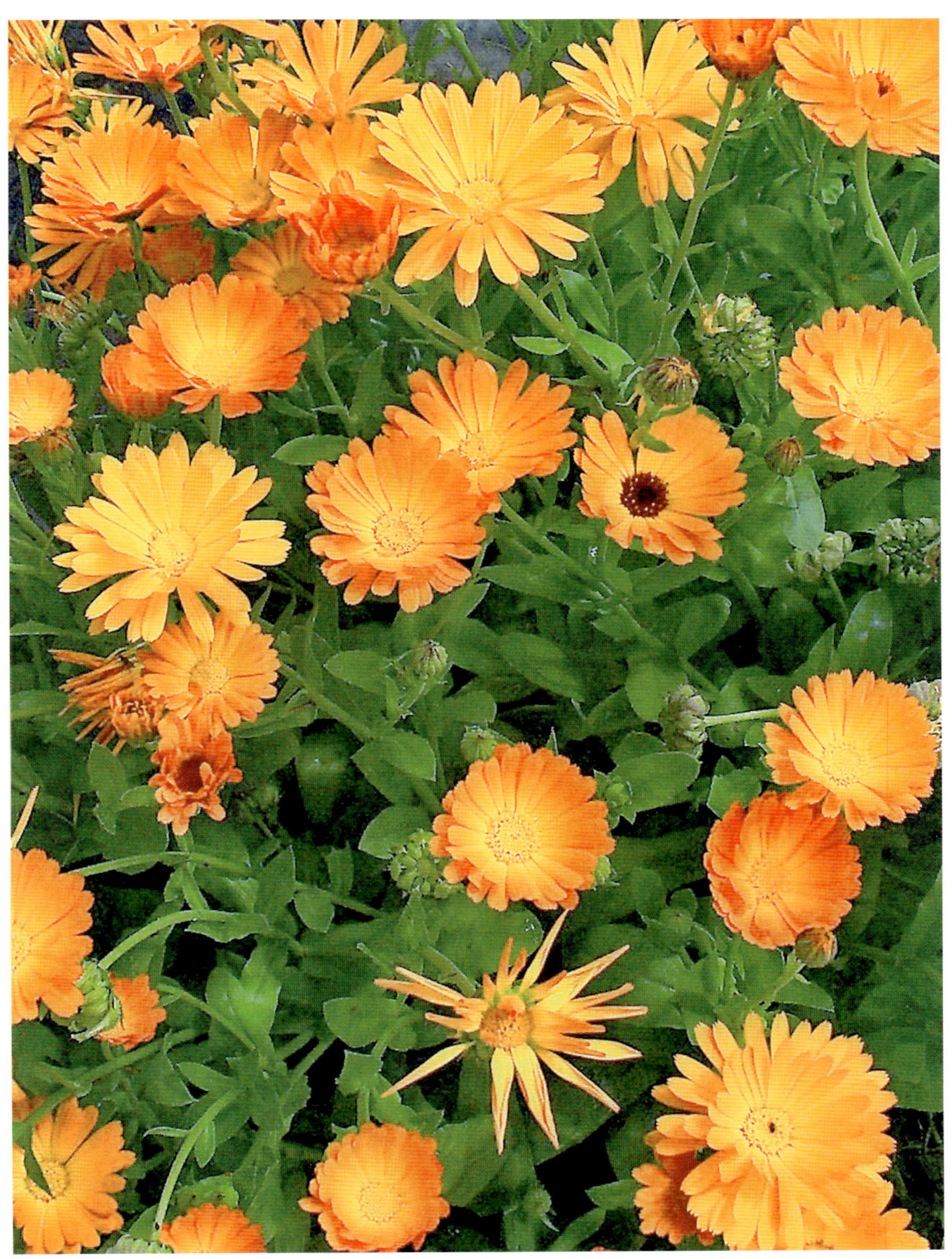

Kompressen sind bei diesen Beschwerden allgemein sehr wohltuend. **Echte Beinwellwurzel *(Symphytum officinale)*** wirkt ebenso wie auch die **Kermesbeerenwurzel *(Phytolacca)*** entzündungshemmend.

TIPP: Sie können auch Ringelblumentinktur für die Kompresse verwenden. Hierzu gilt dann ein Teelöffel pro Tasse. Ebenso wirksam wie Ringelblumen sind auch Teekompressen mit Malve *(Malva)* als Heilkraut.

Beinwell-Kermesbeerenwurzel-Kompresse

Besorgen Sie sich in der Apotheke Beinwellwurzel- und auch Kermesbeerenwurzelurtinktur. Mischen Sie die beiden Tinkturen zu gleichen Teilen. Nehmen Sie drei Esslöffel der Tinkturmischung und verdünnen Sie diese dann mit 30 Esslöffeln Wasser. Stellen Sie daraus feuchte Umschläge her, die sie dreimal täglich für etwa 20 Minuten auflegen sollten.

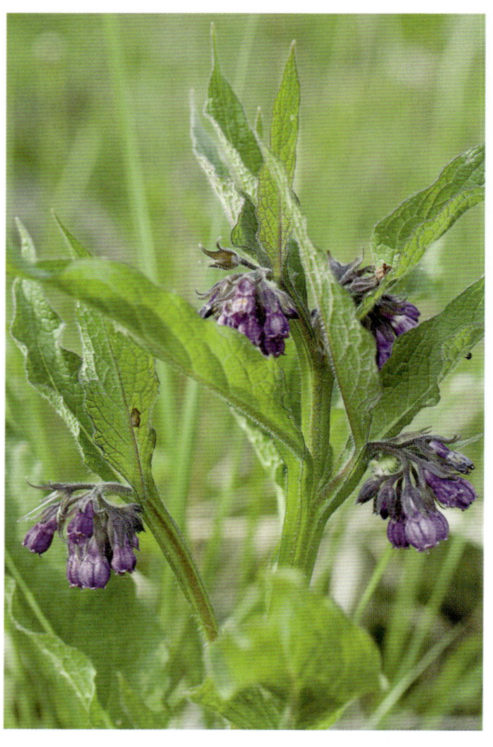

Behandlung mit Globuli

Sie können die Behandlung der Brustentzündung durch die Einnahme von Globuli unterstützen. Angezeigte Globuli sind **Honigbiene = *Apis mellifica***, **Tollkirsche = *Belladonna***, **Weiße Zaunrübe = *Bryonia***, **Echte Kamille = *Chamomilla***, **Kalk-Schwefelleber = *Hepar sulfuris***, **Hundemilch = *Lac caninum***, **Südamerikanischer Buschmeister = *Lachesis muta***, **Quecksilber nach Hahnemann = *Mercurius solubilis***, **Kermesbeere = *Phytolacca*** und **Kuhschelle = *Pulsatilla***. Alle diese Globuli sind auf unterschiedliche Indikationen der Entzündung zugeschnitten. Daher informieren Sie sich vor der Einnahme, welche Globuli zu Ihren Beschwerden passen.

GESUNDE SCHILDDRÜSE

Die Schilddrüse zählt zu den wichtigsten Steuerungsmodulen unseres Körpers, was den Hormonhaushalt betrifft. Im Laufe der Jahre können sich durchaus Fehlfunktionen dieses Organs einstellen. Bekannteste Störungen sind die Schilddrüsenunterfunktion *(Hypothyreose)* und die Schilddrüsenüberfunktion (Hyperthyreose). In beiden Fällen werden Hormone nicht richtig in den Körper abgegeben, was zu verschiedenen Krankheitsbildern führt. Nur die leichteren Formen der Erkrankung kann man mit Heilkräutern unterstützend behandeln. Das Wichtigste für die Schilddrüsenfunktion ist eine gesunde und ausgewogene Ernährung.

Eine **Schilddrüsenunterfunktion** zeigt sich oft in einer Gewichtszunahme, Haarausfall, Depressionen, Frieren, Müdigkeit, Ödemen und Verstopfung.

Die **Schilddrüsenüberfunktion** zeigt sich durch Gewichtsverlust trotz Appetits, Schwitzen, Rastlosigkeit und Unruhe, Durchfall und erhöhten Puls.

Schilddrüsenunterfunktion *(Hypothyreose)*

Wichtig ist besonders, dass die Jodzufuhr stimmt, damit die Schilddrüsenhormone T3 und T4 produziert werden können. Also achten Sie auf die Ernährung. Folgende Vitamine und Mineralstoffe müssen für den Körper sichergestellt sein:

1. Jod beinhalten vor allem Käse, Eier, Milchprodukte, Bananen, Algen und auch Thunfisch.

2. Vitamin B_{12} steckt überwiegend in der Leber vom Rind, in hochwertigem Rindfleisch und in Erbsen.

3. Selen ist ein lebensnotwendiges Spurenelement, das der Körper nicht selbst herstellen kann und über die Nahrung zugeführt werden muss. Es findet sich vermehrt in Geflügel, Milchprodukten und Paranüssen, Brokkoli, Weißkohl und Hülsenfrüchten.

4. **Magnesium** ist in vielen Blattgemüsen wie Spinat, Grünkohl sowie in Tofu, schwarzen Bohnen und Vollkornbrot enthalten.

5. **Zink** nehmen Sie auf, wenn Sie sich mit Geflügel, Hülsenfrüchten, Meeresfrüchten sowie Bohnen ernähren. Das erleichtert die Aufnahme von T3 im Körper.

6. **Kupfer und Zink** regeln gemeinsam die Aktivität der Schilddrüse. Essen Sie Austern, Bohnen, Leber, Süßkartoffeln und Seegemüse. **Achtung:** Alkohol und raffinierte Kohlenhydrate bauen Kupfer und Zink wieder ab.

7. **Mangan** bringt das T4 in die Zellen und schützt die Schilddrüse vor stressbedingten Schäden. Essen Sie Nüsse, Fisch, Fleisch, Hülsenfrüchte.

8. **Molybdän** ist ein Metall und hilft uns Enzyme zu produzieren, die das T3 festsetzen. Es fördert die Schlafqualität und ist in Erbsen, Linsen und Eiern zu finden.

9. **L-Tyrosin** ist eine Aminosäure und wie Jod für die Hormonproduktion unerlässlich. Milchprodukte, Rindfleisch, Gemüse und Geflügel sind gute Lieferanten dafür.

Schisandrabeeren *(Schisandra chinensis)* sind ein echter Helfer für den Körper, um Autoimmunkrankheiten und freie Radikale zu stoppen. Die Beeren werden seit Jahrhunderten in der Traditionellen Chinesischen Medizin eingesetzt. Die getrockneten Beeren werden einfach gekaut. Kauen Sie etwa 100 Tage lang täglich fünf Gramm der Beeren. Eine Wirkung setzt nach einigen Wochen ein.

Schisandrabeerentee

Nehmen Sie für das Aufbrühen eines Tees etwa zwei Teelöffel der getrockneten Beeren. Den Tee acht Minuten ziehen lassen und dreimal täglich eine Tasse trinken. Nach sechs Wochen sollten Sie eine Teepause einlegen, damit die Wirkung des Tees erhalten bleibt.

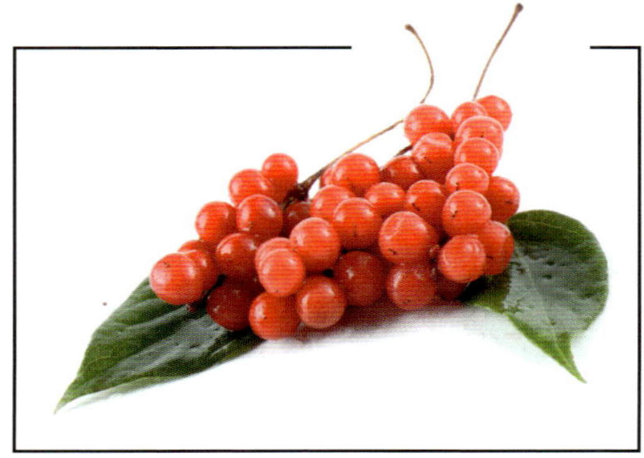

Ein wahres „Jodwunder" ist der **Blasentang *(Fucus vesiculosus)***. Er kommt an allen lichtdurchfluteten Küstenregionen vor und hilft bei der Reduzierung von Körpergewicht, welches durch die Schilddrüsenunterfunktion ungewollt zunimmt. Neben Jod sind in ihm Aminosäuren und Vitamine enthalten. Viele Küstenbewohner schätzen den Blasentang als Delikatesse. Hierzulande ist er durch die Sushi-Gerichte bekannt geworden. Aber auch als Salat ist er besonders schmackhaft. Wenn Sie sich den Blasentang in Pulverform besorgen, können Sie ihn täglich in Smoothies oder Salaten verwenden.

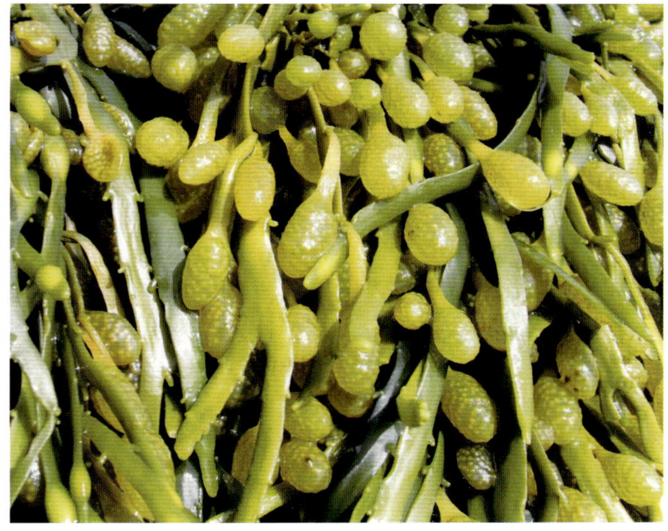

Blasentangtee

Bereiten Sie sich aus getrocknetem Blasentang einen Tee zu, den Sie etwa acht Minuten ziehen lassen. Eine Tasse des Tees täglich ist ausreichend. Der Tee ist nicht sonderlich schmackhaft. Geben Sie daher noch etwas Anis oder Süßholzwurzel hinzu.

Die aus Indien stammende Pflanze **Ashwagandha *(Withania somnifera)*** ähnelt in der Wirkung dem Ginseng. Sie kann helfen, Stress und hormonelles Ungleichgewicht zu mindern. Kaufen Sie sich Ashwagandhapulver und dosieren Sie es täglich auf 300 bis 600 Milligramm. Eine Wirkung tritt etwa nach einem Monat ein.

Ashwagandha-Milch

Brühen Sie etwa zwei bis drei Gramm des Pulvers zu einem Tee auf. Aber nicht mit Wasser, sondern mit Pflanzenmilch. Geben Sie etwas Kakaopulver hinzu, um den Geschmack zu verbessern.

Wenn Sie Ihren Energiehaushalt in Schwung bringen wollen, um die Hormonausschüttung zu unterstützen, greifen Sie zu **Cayennepfeffer** ***(Capsicum frutescens)***. In Tabasco und Piri-Piri-Soße ist reichlich Cayennepfeffer enthalten. Wem das Gewürz zu scharf ist, der kann es auch in Kapselform zu sich nehmen. Die Gewürzpflanze ist eigentlich in Süd- und Mittelamerika beheimatet, kann aber auch problemlos auf dem Balkon oder auf dem Fensterbrett gedeihen.

TIPP: Neben dem Cayennepfeffer regen alle Chilisorten den Energieumsatz an. In der Steigerung der Schärfe ist einiges möglich. Chili wirkt im Allgemeinen bei Schmerzen, Arthritis und Neuralgien.

Schilddrüsenüberfunktion *(Hyperthyreose)*

Wenn eine Schilddrüsenüberfunktion diagnostiziert wird, können verschiedene Ursachen dafür in Betracht kommen. Stress, verschiedene Medikamente, aber auch das Epstein-Barr-Virus (EBV), welches auch als Pfeiffrisches Drüsenfieber bekannt ist und mit vielen Autoimmunkrankheiten in Verbindung gebracht wird. Dazu zählen unter anderem Morbus Basedow und Hashimoto-Thyreoiditis. Auch die sogenannten „heißen Knoten" (Autonome Adenome) gehören zu den Krankheitsbildern. Die Schulmedizin geht davon aus, dass eine Überfunktion ohne geeignete Behandlung, die unter anderem bis zur Entfernung der Schilddrüse selbst führen kann, nicht heilbar ist. Die Begleitsymptome wie Angstzustände, Panik oder auch Schlaflosigkeit lassen sich bei konsequenter Umsetzung recht gut in den Griff bekommen.

In der Ernährung sollten vor allem Rohkost und frisches Obst verzehrt werden, um dem Körper eine Abkühlung zu verschaffen. Der Ingwer, der eigentlich wärmende Eigenschaften hat, kann aber dennoch auch bei einer Überfunktion eingesetzt werden. Er hilft, Entzündungen vorzubeugen und den Darm gesund zu erhalten. Neben dem Ingwer können auch Kardamom, Piment, Pfeffer und Zimt ausprobiert werden. Dabei sollten Sie beobachten, wie die Gewürze auf Ihren Körper wirken.

TIPP: Bei einer Erkrankung der Schilddrüse sollten Sie auch immer eine Darmsanierung in Betracht ziehen. Denn hier sitzt meist die Ursache des ganzen Übels.

Der in ganz Europa wachsende **Wolfstrapp *(Lycopus europaeus)***, der auch Ufer-Wolfstrapp genannt wird, ist seit einigen Jahren als die Pflanze bekannt, die sich am besten als Begleittherapie bewährt hat. Studien ergaben, dass unter der Anwendung von Wolfstrapp die Ausscheidung von T4 zunimmt und Herzrasen und Herzklopfen reduziert werden könnnen. Bisher ist der Wolfstrapp das einzige Kraut, bei dem in Studien eine erfolgreiche Wirkung bei einer Schilddrüsenüberfunktion nachgewiesen wurde.

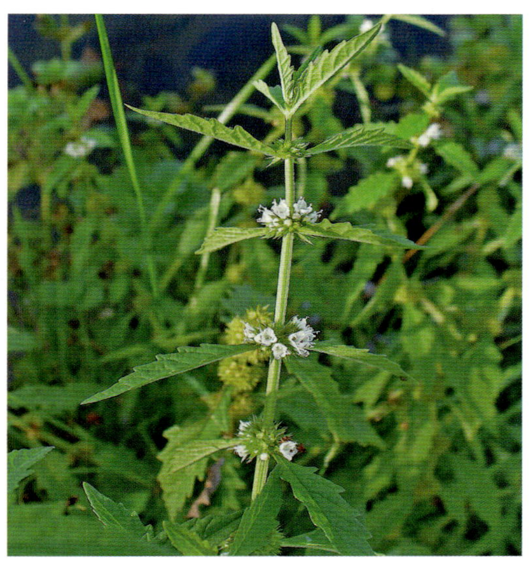

Dennoch sollten Sie nicht eigenständig zu diesem Heilkraut greifen. Besonders vor Nuklearuntersuchungen der Schilddrüse dürfen Sie kein Wolfstrapp einnehmen, da dies die Ergebnisse verfälschen kann. Sprechen Sie also unbedingt mit Ihrer Ärztin oder Ihrem Arzt über die Anwendung der Pflanze. Natürlich gibt es im Handel und in Apotheken auch verschiedene Fertigpräparate die in Form von Globuli, Schüßler-Salzen, Urtinkur oder Tropfen erhältlich sind.

WICHTIG: Wolfstrapp darf nicht bei einer vorliegenden Schwangerschaft oder während der Stillzeit angewendet werden.

Wolfstrapptee

Für eine Tasse setzt man einen gestrichenen Teelöffel getrocknetes Kraut mit einem Viertelliter kochendem Wasser auf und lässt das Ganze für zehn Minuten ziehen. Dann abseihen. Wenn Sie eine kurmäßige Anwendung wünschen, sollten Sie täglich zwei Tassen des Tees trinken. Um gleichzeitig eine beruhigende Wirkung zu erzielen, lässt sich auch eine Teemischung zu gleichen Teilen aus Wolfstrapp *(Lycopus europaeus)*, Melisse *(Melissa)*, Lavendel *(Lavendula)*, Baldrian *(Valeriana)* und Herzgespann *(Leonurus cardiaca)* herstellen.

GESUNDE PSYCHE UND ENTSPANNUNG

Depressive Stimmung und Depressionen

Fast jeder Mensch erlebt hin und wieder ein psychisches Tief. Die Gründe dafür sind meist in unserem direkten Lebensumfeld zu finden. Diese sind oft Krankheit, Tod und Trennungsschmerz von nahestehenden Personen oder Probleme mit anderen Menschen. Natürlich können auch eigene Krankheiten oder körperliche Gebrechen der Grund dafür sein. Von den meisten dieser psychischen Beeinträchtigungen können wir uns relativ schnell wieder erholen.

Eine echte Depression ist aber eine lebensbedrohliche Erkrankung. Die Betroffenen finden meist ohne ärztliche Hilfe aus ihrem Tief nicht mehr heraus. Wer an einer Depression leidet, muss sich unbedingt in ärztliche Behandlung begeben.

Bei einem leichteren Stimmungstief können auch Familie oder der Freundeskreis Hilfe anbieten, in dem sie sich mit Nähe und Zuneigung dem Patienten widmen. Hilfreich sind dabei auch ein paar Kräuter, die eine leichtere Depression heilen können.

Das **Echte Johanniskraut *(Hypericum perforatum)*** wurde bereits im Mittelalter bei „Melancholie" – so wurde eine Depression damals genannt – zur Stimmungsaufhellung und dem Austreiben von Dämonen genutzt. Wissenschaftliche Studien haben ergeben, dass die Pflanze ebenso gut wirkt wie der Einsatz von Antidepressiva. Jedoch nur bei leichten bis mittelschweren Depressionen. Sie vermag die Botenstoffe Noradrenalin, Serotonin und Dopamin zu regulieren. Der wichtigste Wirkstoff in Johanniskraut ist das Hyperforin. Dies wurde auch in wissenschaftlichen Studien nachgewiesen.

Um eine Wirkung zu erzielen, muss Johanniskraut hoch dosiert werden. Das kann ein Tee leider nicht allein leisten. Daher ist die Einnahme von Johanniskrautdragées oder -tabletten unerlässlich. Empfohlen wird eine Tagesdosis von zwei bis vier

Gramm bei einer mittleren Depression. Bei einer leichten Depression genügen 300 bis 600 Milligramm Johanniskraut. Der Tee kann unterstützend getrunken werden. Eine Wirkung setzt nach etwa fünf Wochen ein. Sie sollten Geduld haben.

Johanniskrauttee

Zwei volle Teelöffel getrocknetes Johanniskraut mit einem halben Liter heißem Wasser übergießen, zehn Minuten zugedeckt ziehen lassen. Dann in eine Wärmekanne abseihen und morgens und nachmittags je eine Tasse trinken.

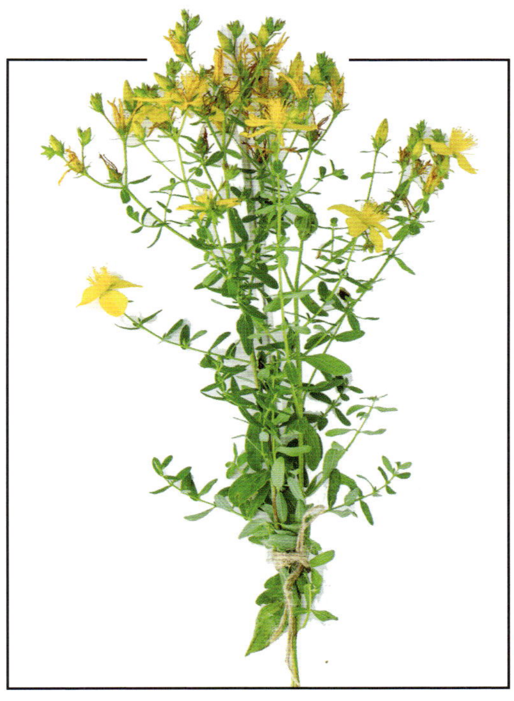

TIPP: Sie sollten nicht mehr als zwei Tassen Johanniskrauttee täglich trinken!

WICHTIG: Wenn Sie Johanniskraut einnehmen, dann achten Sie darauf, nicht zu stark in die Sonne zu gehen. Sonst kann es zu Hautreizungen kommen. Die Einnahme von Johanniskraut hat unter Umständen Auswirkungen auf die Wirkung von Herzmedikamenten oder auf die Antibabypille. Sprechen Sie also vor der Einnahme mit Ihrem Arzt oder Ihrer Ärztin.

SEHR WICHTIG: Während einer Schwangerschaft sollte kein Johanniskrauttee getrunken werden, da die Inhaltsstoffe für Ungeborene und Babys viel zu stark sind!

Bei Verstimmungen und Depressionen sollte die Ernährung magnesium- und kaliumreich sein. Dabei helfen Kräuter wie **Portulak** *(Portulaca oleracea)*, **Giersch** *(Aegopodium podagraria)* **und Thymian** *(Thymus vulgaris)*. Diese sollten täglich und reichlich über den Salat gestreut werden. Im Winter können Sie auch die getrockneten Pflanzen dem Essen beifügen.

Außer dem Echten Johanniskraut kann auch **Baldrian *(Valeriana)*** eine gute Wahl sein. Die Wurzel der Pflanze kommt bei der Therapie zum Einsatz. Baldrian hilft, Angstzustände, die meist zusammen mit einer Depression auftreten, zu mindern. Er macht ruhig und gelassen und schenkt einen erholsamen Schlaf. Die Inhaltsstoffe sind Valerensäure, Isovaleriansäure und Antioxidantien. Sie helfen, die Botenstoffe im Gehirn zu regulieren.

Bei Schlafstörungen helfen 400 bis 800 Milligramm in Form von Kapseln. Bei Angstzuständen genügen etwa 120 bis 200 Milligramm dreimal täglich. Alternativ ist das Trinken von Baldriantee zu empfehlen.

Gute-Nacht-Tee

Bevor Sie den Tee aufbrühen, sollten Sie in etwa wissen, wann Sie zu Bett gehen möchten. Denn die Wirkung setzt nicht sofort, sondern erst nach etwa einer Stunde ein. Daher immer rechtzeitig den Tee trinken. Für eine Tasse Tee benötigt man etwa drei Gramm der getrockneten Baldrianwurzel. Diese mit heißem Wasser aufgießen und etwa 15 Minuten ziehen lassen.

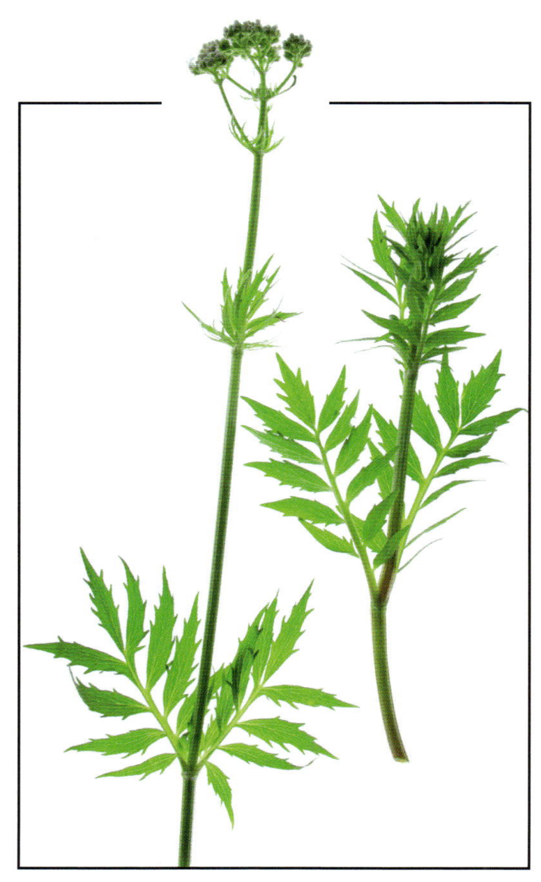

Falls die Wirkung nicht direkt nach den ersten Tagen einsetzt, seien Sie beruhigt. Die volle Wirkung entfaltet sich erst nach etwa zwei Wochen. Die Therapie sollte einen Zeitraum von vier Wochen dauern. Dosieren Sie etwa 100 Milligramm Baldrian und 600 Milligramm Johanniskraut, um die beste Wirkung zu erzielen.

WICHTIG: Bitte dosieren Sie die Menge genau. Denn Baldrian macht müde und schläfrig. Daher ist die Medikation mit Baldrian weniger angezeigt, wenn man noch Auto fahren, schwere Maschinen bedienen muss oder Arbeiten, die Konzentration erfordern, zu erledigen hat.

Oft werden Johanniskraut und Baldrian gemeinsam bei Depressionen angewandt, denn das Zusammenspiel der Kräuter führt zu besseren Erfolgen. Daher gibt es viele Kombipräparate, die auf genau diese Wirkung setzen.

Schlafprobleme

Die **Passionsblume** ***(Passiflora)*** ist eine Heilpflanze, die bei Unruhe, schwachen Nerven, Angst und Einschlafproblemen helfen kann. Beheimatet ist sie eigentlich in den Regenwäldern von Asien und Mittel- und Südamerika. Dort kann sie bis zu zehn Meter hoch klettern und beeindruckt mit ihren wunderschönen Blüten.

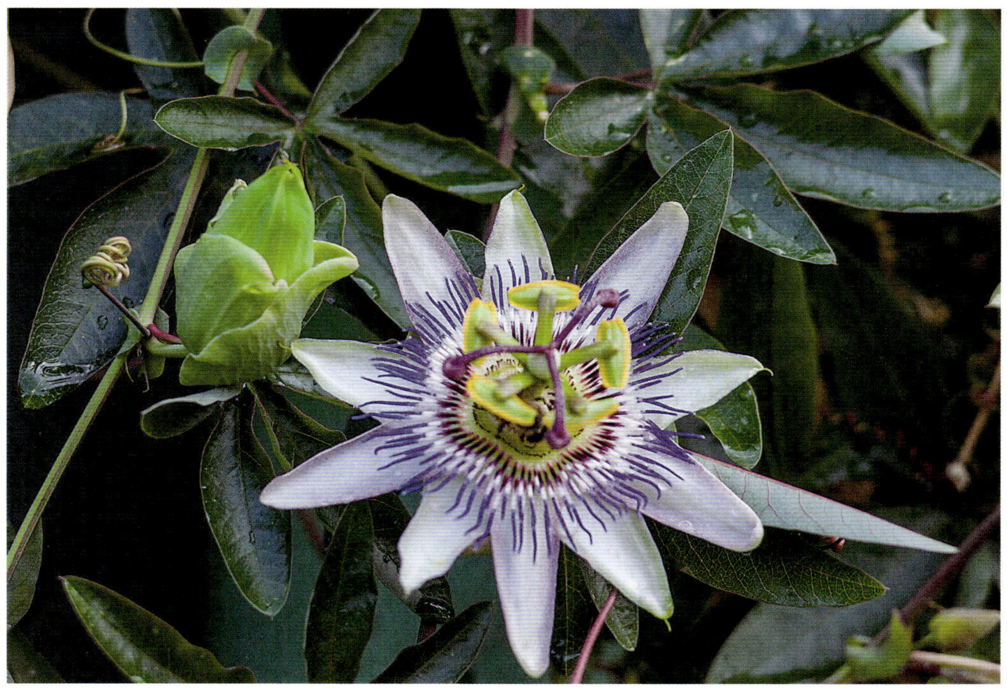

Beruhigender Tee aus Passionsblumenkraut

Für eine Tasse Tee überbrühen Sie etwa zwei Gramm des Passionsblumenkrautes mit 200 Milliliter kochendem Wasser. Bis der Tee trinkbar ist, sollten Sie diesen zehn Minuten ziehen lassen. Bereiten Sie ihn stets frisch zu. Am Tag sollten Sie nicht mehr als eine Tasse zur Beruhigung trinken. Eine halbe Stunde vor dem Zubettgehen getrunken, kann er Ihnen einen gesunden Schlaf bescheren.

TIPP: Bei Kindern kann der Passionsblumentee leichte Krämpfe im Magen-Darm-Trakt lösen helfen.

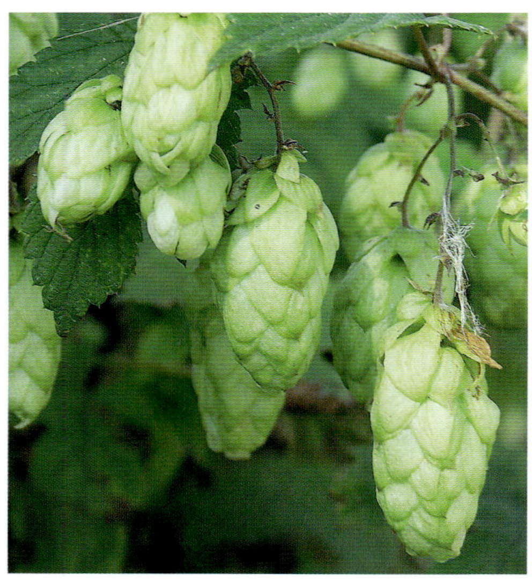

Der **Hopfen *(Humulus lupulus)*** ist, neben einer Bierzutat, auch ein Heilkraut. Die Hopfenzapfen haben eine leicht sedierende (beruhigende, schmerzlindernde) Wirkung. Kein Wunder, Hopfen zählt zu den Hanfpflanzen. Die Bitterstoffe Humulon und Lupulon sorgen für die Wirkung. Zudem wirkt er entzündungshemmend, appetitanregend und soll sogar krebshemmend sein. Hopfen ist eine Kletterpflanze und rankt sich in der Natur um Bäume und Sträucher. Als Kulturpflanze werden die weiblichen Zapfen zum Bierbrauen genutzt.

Hopfentee nach Hildegard von Bingen

Brühen Sie zwei Teelöffel Hopfenzapfen mit kochendem Wasser auf. Zehn Minuten ziehen lassen, abseihen und vor der Bettruhe trinken.

Neben Hopfen und Baldrian wirken als Kräutermischung zur Kuranwendung noch **Melisse *(Melissa)***, **Lavendel *(Lavandula)***, **Weißdorn *(Crataegus)*** und **Hibiskus *(Hibiscus)*** auf das vegetative Nervensystem. Machen Sie am besten eine Teekur mit diesen Heilkräutern. Dazu sollten Sie alle Kräuter miteinander mischen.

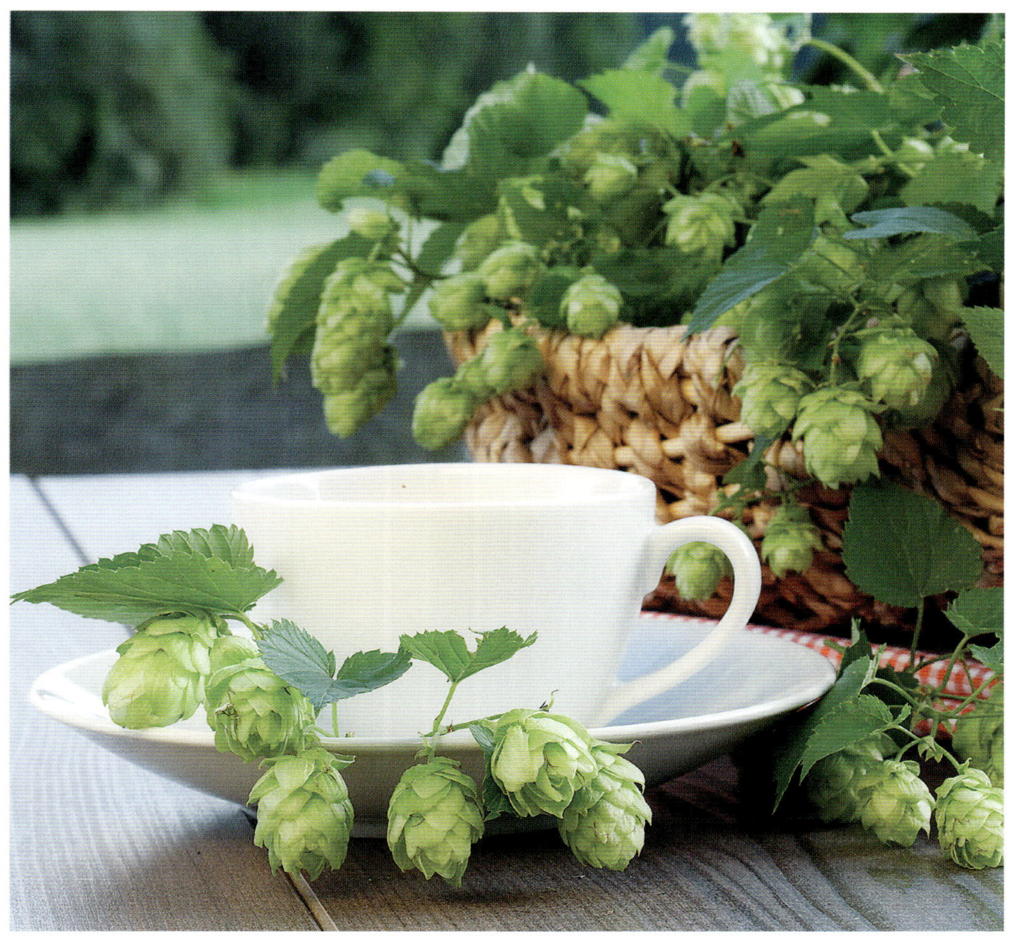

Beruhigungstee aus der Apotheke

Die folgende Teemischung kann man in der Apotheke mischen lassen: 60 Gramm Johanniskraut und 60 Gramm Melissenblätter mit jeweils 20 Gramm Blüten von Weißdorn, Orange, Hibiskus und Lavendel sowie 20 Gramm Hopfenzapfen. Von dieser Mischung überbrühen Sie vier Teelöffel mit einem halben Liter Wasser. Den Teeansatz fünf Minuten stehen lassen, abgießen und in eine Warmhaltekanne geben. Trinken Sie morgens und gegen Mittag davon. Am Abend kann die Dosis um ein Drittel gesteigert werden. Etwa eine halbe Stunde vor dem Schlafengehen trinken. Wer mag, kann den Tee mit Honig süßen. Die Teekur sollte etwa acht Wochen dauern.

Kopfschmerzen

Die **Weide** ***(Salix)*** kommt recht häufig in unseren Breiten vor. Sie wächst meist strauch- oder baumartig mit sehr biegsamem Gehölz. In der Blütezeit erfreuen uns die flaumigen, weißen Kätzchen, die meist schon vor dem Laubaustrieb erscheinen.

Bei Kopfschmerzen kann die Anwendung von Weidenrinde helfen. Sie enthält Acetylsalicylsäure, wie auch das Schmerzmittel ASS bzw. Aspirin. Die Wirkung ist zwar nicht so stark, kann aber bei leichten Kopfschmerzen zunächst einmal versucht werden.

Kaltwasserauszug aus Weidenrinde

Für die Herstellung des Auszugs benötigt man etwa sieben Gramm der Weidenrinde. Diese übergießt man mit etwa 300 Milliliter kaltem Wasser. Das Ganze am besten über Nacht ziehen lassen. Acht bis neun Stunden sollte die Rinde im Wasser bleiben. Den Auszug abseihen und über den Tag hinweg in mehreren Portionen trinken.

Weidenrindentee

Einen Weidenrindentee kann man recht schnell herstellen. Setzen Sie vier Gramm der klein geschnittenen Rinde in einem Topf mit 250 Milliliter kaltem Wasser auf dem Herd auf. Bringen Sie das Ganze langsam zum Kochen. Dann durch ein Sieb geben und zwei- bis dreimal am Tag eine Tasse davon trinken.

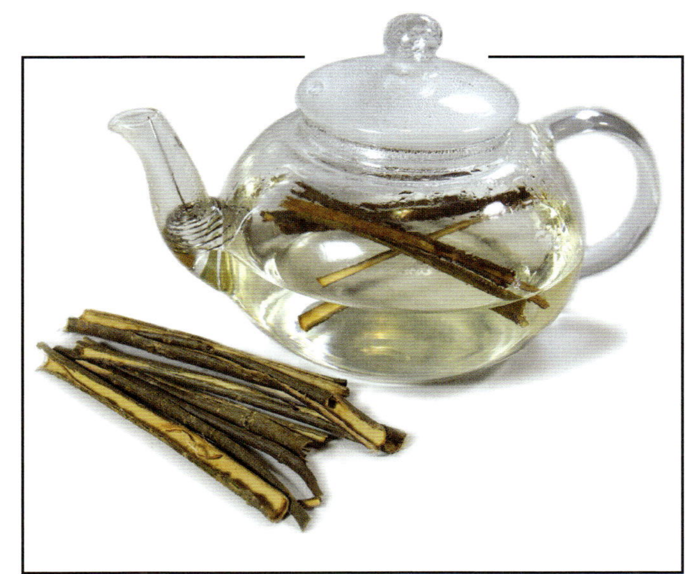

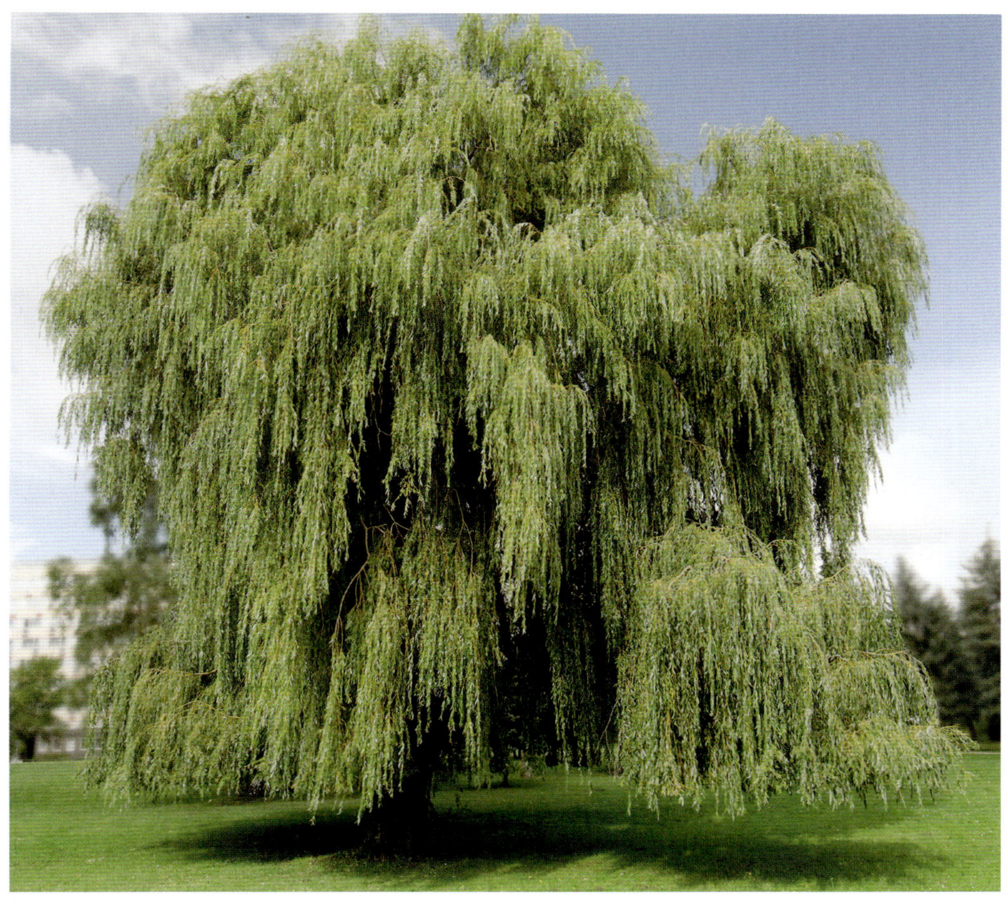

Weidenrindenextrakt oder Weidenrindentinktur

Bei chronischen Kopfschmerzen kann als Alternative zum Tee ein Trockenextrakt oder eine Tinktur aus der Apotheke verwendet werden. So ist eine genauere Dosierung des Wirkstoffs Salicin gegeben. Die Tagesdosis sollte 250 Milligramm nicht überschreiten. Das Salicin hat auch blutverdünnende Wirkung.

WICHTIG: Ein Nachteil des natürlichen Weidenrindenextrakts ist, dass die schmerzlindernde Wirkung der Weidenrinde erst nach zwei bis drei Stunden eintritt. Der Vorteil ist, dass die Wirkung bis zu zwölf Stunden andauern kann und keine Reizungen oder Blutungen der Magenschleimhaut auslöst.

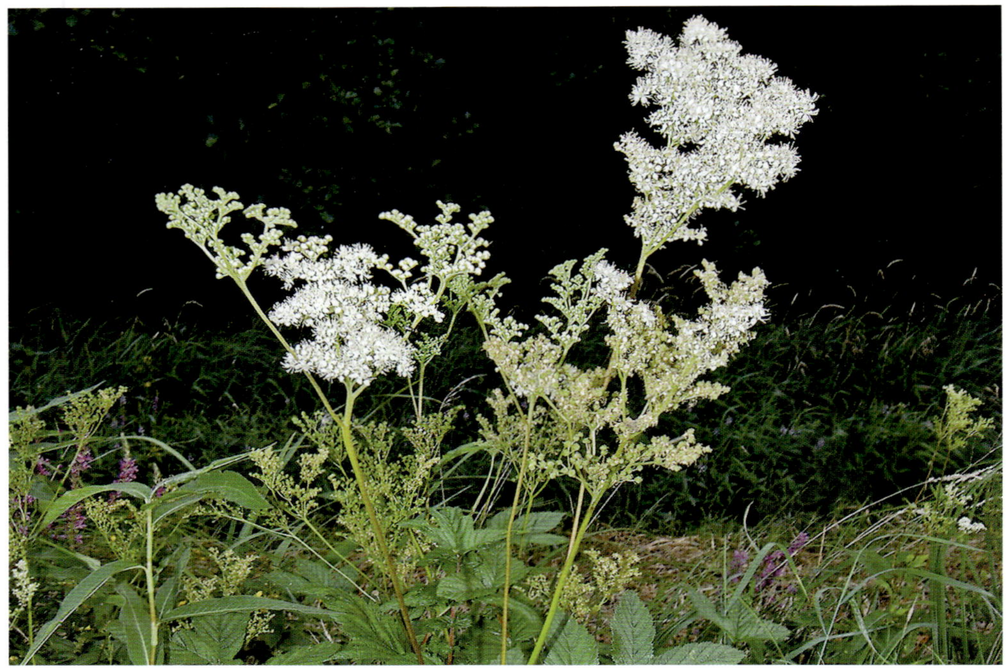

Wie die Weidenrinde ist auch das **Mädesüß *(Filipendula ulmaria)*** reich an Salicylsäure, der Vorstufe von Acetylsalicylsäure. Diese befindet sich in den Blüten der Pflanze. Mädesüß ist als Schmerzmittel nicht so bekannt wie die Weidenrinde, wirkt aber ebenso gut. Schon die Kelten schworen auf die Heilwirkung der Pflanze. Das Aroma ist honigsüß mit Mandelgeschmack. Mädesüß wird bis zu zwei Meter hoch und wächst besonders gut auf feuchten Wiesen oder an Bachläufen. Der Blütenstand ist eine cremefarbene Dolde.
VORSICHT: Mädesüß kann mit dem giftigen Waldgeißblatt verwechselt werden.

Kaltwasserauszug aus den Blüten des Mädesüß

Ebenso wie bei der Weidenrinde ist die Herstellung eines Kaltwasserauszugs aus den Blüten möglich. Diese dann sechs bis sieben Stunden ziehen lassen und nach dem Absieben über den Tag verteilt immer wieder ein Glas davon trinken.

TIPP: Wenn Ihnen allergische Reaktionen auf Acetylsalicylsäure bekannt sind, sollten Sie unbedingt auf eine Anwendung von Weidenrinde und Mädesüß verzichten.

Mädesüßtee

Neben den Blüten kommen im Teeaufguss auch die Blätter hinzu. Für 250 Milliliter Tee benötigt man etwa einen Esslöffel. Wasser aufkochen, kurz abkühlen lassen und alles damit übergießen. Nach einer Viertelstunde abgießen. Nicht mehr als drei Tassen pro Tag davon trinken.

Migräne

Eine Migräne kommt manchmal schlagartig. Wenn Sie nicht immer gleich zu starken Migränetabletten greifen möchten, versuchen Sie erst die natürliche Heilkraft der Pflanzen zu nutzen.

Die **Pfefferminze *(Mentha x piperita)*** zum Beispiel wirkt mit ihrer großen Menge an Tryptophan und Menthol. Wenn Sie gerade zu Hause sind und bei Ihnen Pfefferminze im Garten wächst, trinken Sie umgehend einen Pfefferminztee.

Migränetee mit Pfefferminze

Ernten Sie im Garten etwa drei Stängel der Pfefferminze. Schneiden Sie diese etwa sechs Zentimeter über einem Blattpaar ab. Alles in eine große Tasse legen und mit kochendem Wasser überbrühen. Lassen Sie den Tee zehn Minuten ziehen.

Die Wüstenvölker nutzen die Wirkung des Tees, um bei starker Hitze den Körper herunter zu kühlen. Sie trinken den Tee in kleinen Portionen über den ganzen Tag hinweg. Vielleicht ist das auch für uns ein Ansatz, die Sommerhitze zu ertragen. Je heißer die Temperaturen, desto besser die Wirkung.

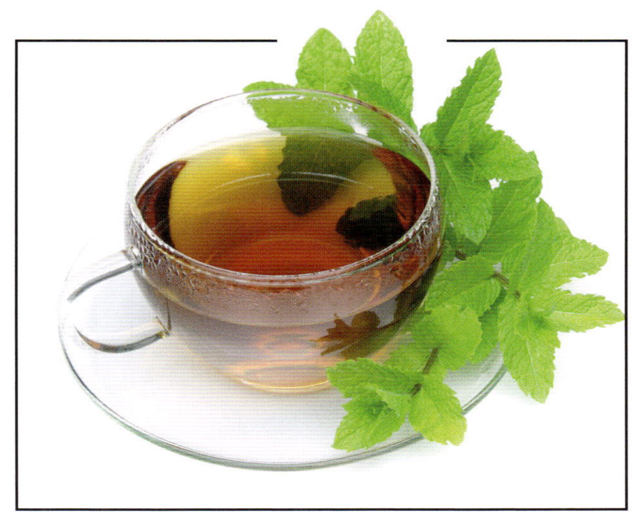

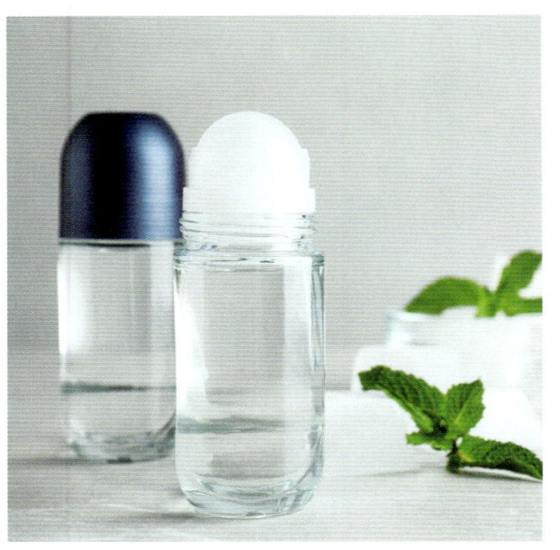

Pfefferminz-Roll-on

Besorgen Sie sich einen leeren Mini-Roll-on oder verwenden Sie einen alten noch einmal. Geben Sie zunächst zehn Milliliter Mandelöl in das Fläschchen. Anschließend fünf Tropfen ätherisches Pfefferminzöl und fünf Tropfen ätherisches Eukalyptusöl dazu fügen. Deckel draufsetzen und alles gut durchschütteln. Da es eine Weile dauert, bis alles gut vermischt ist, empfiehlt sich das erneute Schütteln vor der Verwendung des Stiftes. Bei Migräne den Stift über Stirn und Schläfen rollen.

Ingwer *(Zingiber officinale)* ist eine Wunderknolle, die vielfältig helfen kann. Bei Migräne, Gelenkschmerzen, ersten Erkältungssymptomen, Husten und Bronchitis sowie Magen-Darm-Problemen kommt sie zum Einsatz. Auch im Ingwer hilft der Wirkstoff Acetylsalicylsäure, die Beschwerden zu lindern.

Ingwertee

Schneiden Sie etwa einen Zentimeter der Ingwerknolle in feine Scheiben. In eine Tasse geben, mit kochendem Wasser übergießen und zehn Minuten ziehen lassen. Wer mag, kann etwas Zitronensaft hinzugeben.

Neben dem Ingwertee oder den Kapseln ist als Soforthilfe ein Arm- oder Fußbad mit kaltem Wasser zu empfehlen. Das bringt den Blutkreislauf in Schwung und verschafft meist Erleichterung.

TIPP: Wer keinen frischen Ingwer zu Hause hat oder den Geschmack des Ingwers nicht mag, kann auf Ingwerkapseln zurückgreifen. Diese können die Migräne oft schon nach zwei Stunden lindern helfen.

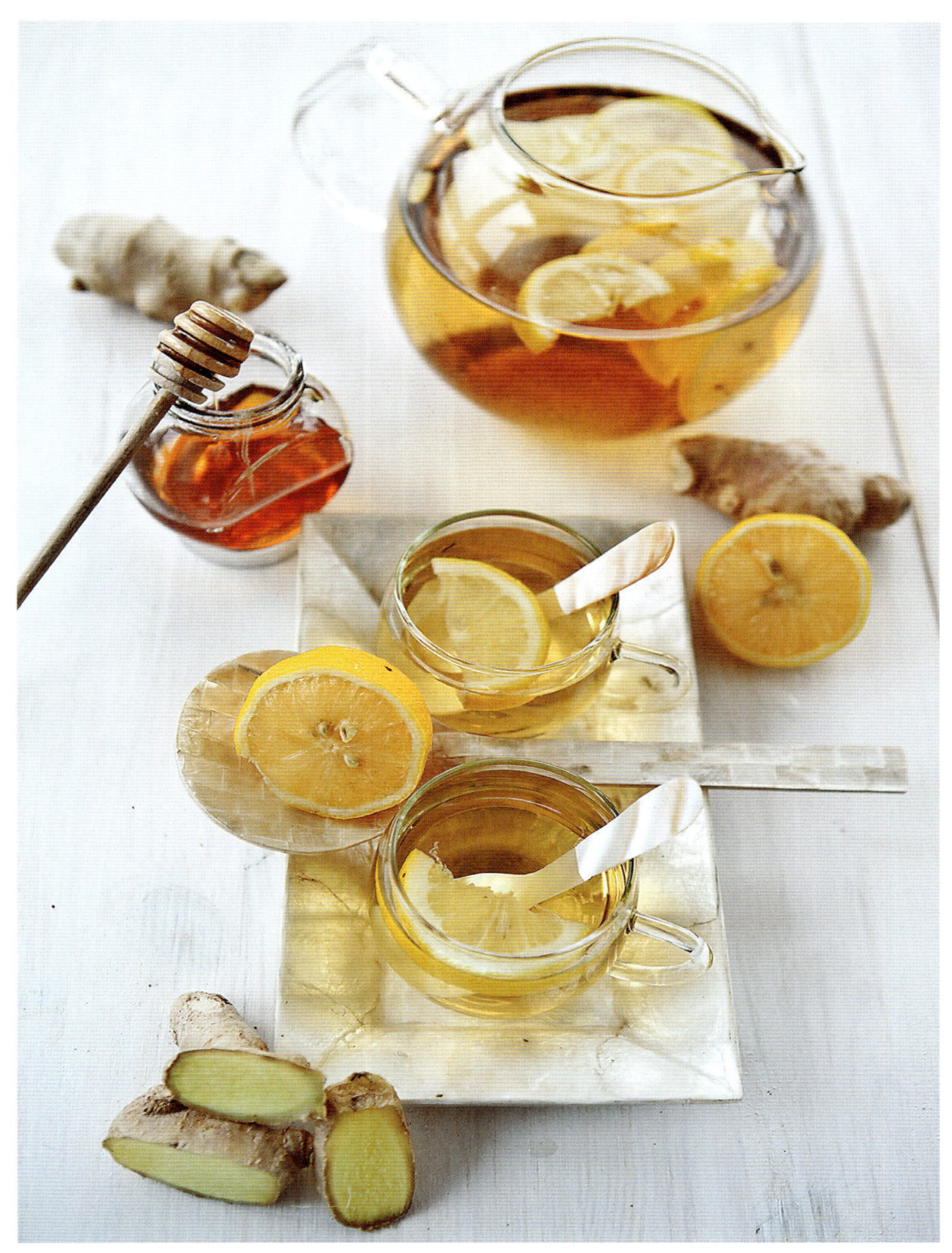

Eisenmangel

Wer häufig sehr blass ist, spröde Haut hat, leicht Infekte bekommt, unter Müdigkeit leidet oder oft Kopfschmerzen hat und sich schlecht konzentrieren kann, bei dem kann ein Eisenmangel oder eine Blutarmut vorliegen. Gehen Sie zu Ihrer Hausarztpraxis und lassen sich Blut abnehmen, um den Eisenwert im Blut zu bestimmen. Sollte dieser zu niedrig sein, gibt es verschiedene Pflanzen, die gegen Eisenmangel helfen können.

Die **Brennnessel** ***(Urtica)*** ist ein wahres Eisenkraut und lässt sich zudem noch leicht in die Ernährung einbauen. Man hat nachgewiesen, dass im Brennnesselkraut doppelt so viel Eisen enthalten ist wie im hochgelobten Spinat. Und auch der Vitamin-C-Gehalt ist beachtlich: nämlich sechsmal so hoch wie in der Spinatpflanze. Außerdem sind noch Lecithin und Kieselsäure im Kraut enthalten.

Brennnesselpesto

Ernten Sie am besten nur die jungen Triebe im zeitigen Frühjahr, darin steckt noch die meiste Kraft. Um ein Pesto aus den zarten Blättern herzustellen, benötigen Sie etwa zwei Handvoll Brennnesselblätter. Diese in einen Mixer geben und unter dem Zugießen von gutem Olivenöl eine homogene Masse herstellen. Wer es richtig gut machen möchte, gibt noch eine kleine Portion Pinienkerne hinzu. Köstlich zu Vollkornpasta.

Auch der **Löwenzahn** ***(Taraxacum)*** wächst bei uns reichlich auf Wiesen und auch im eigenen Garten, wenn man nicht gerade einen Zierrasen hat. Die wichtigsten Inhaltsstoffe dieser Pflanze sind eine große Portion Eisen, Vitamin A, C, E, Kalzium und Magnesium.

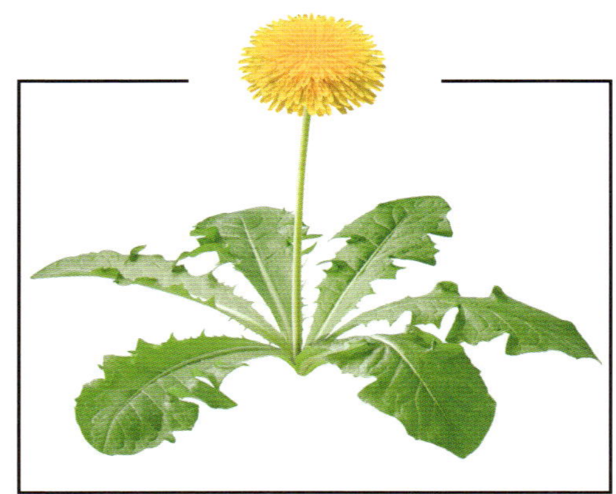

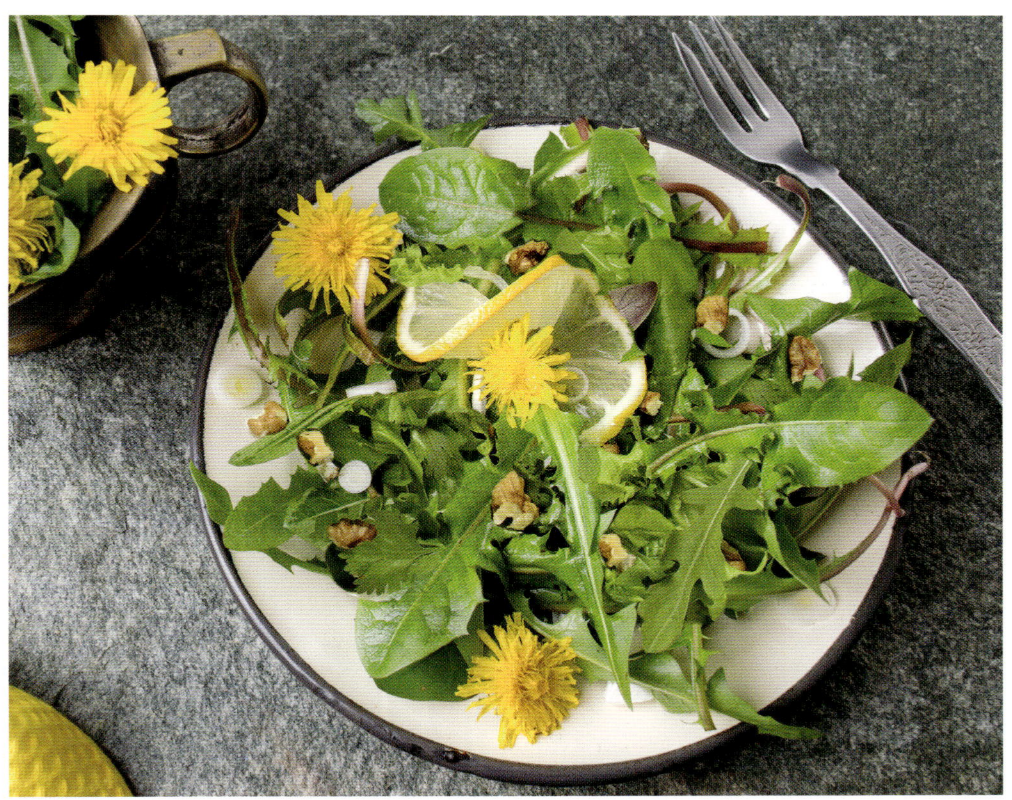

Löwenzahnsalat mit Walnüssen

Auch bei diesem Salat sollten Sie nur die jungen Blätter ernten. Für vier Portionen benötigt man in etwa zwei Handvoll der Löwenzahnblätter. Dazu zwei Handvoll Wildkräuter wie zum Beispiel Melisse, Kapuzinerkresse und Borretsch inklusive seiner Blüten. Damit der Salat etwas mehr Fülle bekommt, ernten Sie noch etwa vier Handvoll Blattsalat. Den Löwenzahn, die Kräuter und den Blattsalat waschen und abtropfen lassen. Geben Sie 160 Gramm Walnüsse in eine beschichtete Pfanne und rösten diese ohne Öl gleichmäßig an. Das Dressing erstellen Sie aus Zitronensaft, Olivenöl, Honig, Pfeffer und Salz. Besonders lecker wird der Salat, wenn sie noch Beeren der Saison hinzugeben.

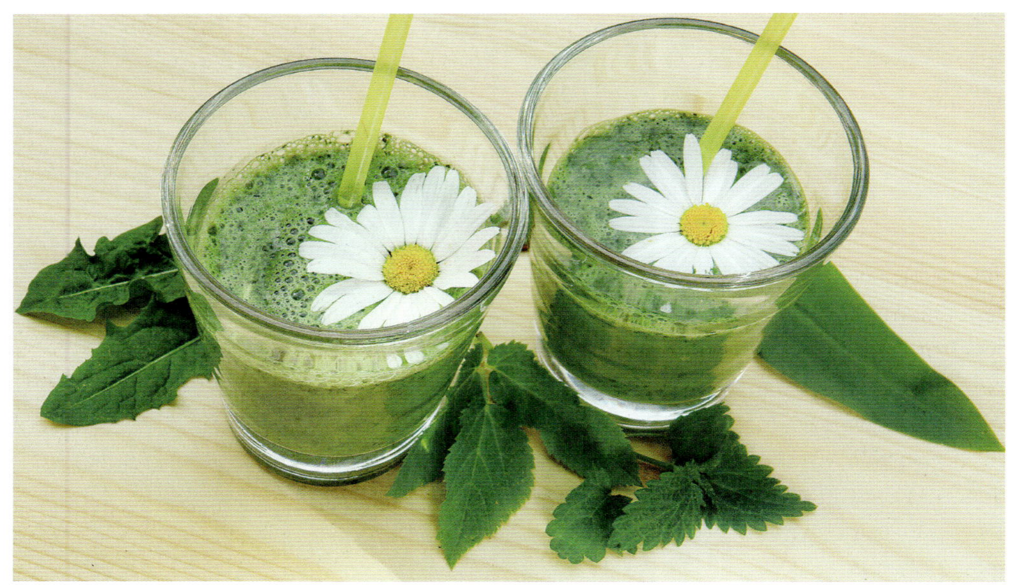

Wenn Sie Brennnessel und Löwenzahn miteinander kombinieren möchten, ist ein grüner Smoothie zu empfehlen. So decken Sie den täglichen Eisenbedarf.

Grüner Smoothie

Wenn Sie die Blätter von Brennnessel und Löwenzahn schon einmal pur gekostet haben, werden Sie gemerkt haben, dass sie recht scharf schmecken. Daher sollten wir für den Smoothie milde Zutaten ergänzen.

Wir benötigen zunächst einen Mixer oder Smoothie-Maker. Für zwei grüne Smoothies gibt man eine Handvoll Brennnesselblätter mit etwa fünf Blättern des Löwenzahns in den Mixer. Dazu gibt man eine Banane, zwei Handvoll kernlose rote Weintrauben und, wenn vorhanden, drei Aprikosen. Um die Konsistenz des Smoothies nicht zu fest werden zu lassen, gibt man noch etwa 100 Milliliter Wasser hinzu. Mixer anstellen und alles für zwei bis drei Minuten pürieren und mixen lassen.

Ein weiteres Kräutchen wächst im Garten und auf Wiesen, zum Ärger vieler Gärtner. Bevor Sie sich ärgern, ernten Sie es und nutzen es, um dem Eisenmangel vorzubeugen. **Vogelmiere *(Stellaria media)*** enthält siebenmal soviel Eisen wie der Kopfsalat.

Neben der Möglichkeit, Vogelmiere als Salat, Pesto, Smoothie oder als Gemüse zuzubereiten, wird in Russland ein Vogelmiere-Shake getrunken.

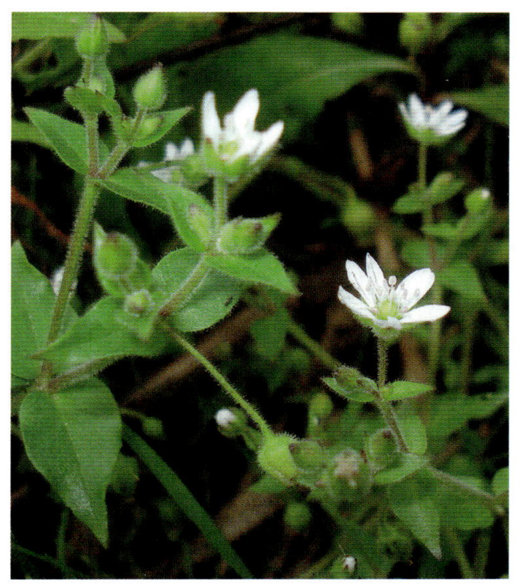

Vogelmiere-Shake

Hierfür brauchen Sie rund 60 Gramm Vogelmiere, 100 Gramm Meerrettich, 50 Gramm Zucker und zwei Liter Wasser. Den Meerrettich und die Vogelmiere im Mixer fein pürieren, das Wasser hinzugeben, verrühren und etwa vier Stunden ziehen lassen. Alles abseihen, kalt stellen, in Gläser füllen und je nach Geschmack mit Honig süßen.

Blutarmut *(Anämie)*

Oft geht der Blutarmut ein Eisenmangel voraus. Wird dann eine Eisenmangelanämie diagnostiziert, sind es meist Menschen, die einen erhöhten Eisenbedarf haben, diesen aber nicht über die Nahrungsaufnahme decken können. Es gibt aber auch noch andere Arten der Blutarmut. Von einer Blutungsanämie spricht man, wenn durch Blutverlust, zum Beispiel während der Menstruation oder bei Blutungen im Magen-Darm-Bereich, nicht mehr genug Eisen im Blut vorhanden ist. Wer unter chronischen Entzündungen oder einem Tumor leidet, bei dem ist oftmals die Eisenverwertung oder die Blutbildung gestört. Man spricht von einer Infekt- oder Tumoranämie. Der Mangel an Vitamin B_{12} und Folsäure ist Betroffenen oft nicht bekannt. Beide sind für die Blutbildung wichtig. Durch diese Störung kommt es manchmal zu einer megaloblastären Anämie. Von einer hämolytischen Anämie wird gesprochen, wenn es durch angeborene Enzymdefekte, Immunstörungen oder Vergiftungen zum Zerfall der roten Blutkörperchen kommt. Die letzte Form der Blutarmut ist eine durch Nierenversagen ausgelöste Form. Durch das Versagen kann das Hormon Erythropoetin nicht produziert werden, welches für die Bildung der roten Blutkörperchen zuständig ist. Hier spricht man von einer renalen Anämie.

Bei jeglicher Form von Anämie sollten Sie auf schwarzen Tee und Kaffee verzichten. Deren Gerbstoffe hemmen die Eisenaufnahme.

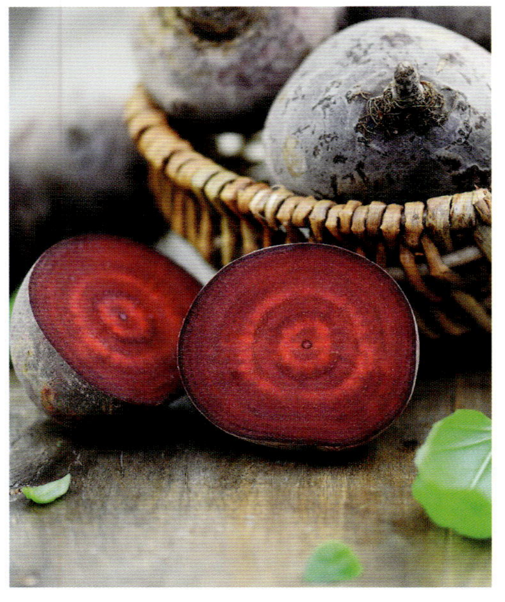

Die **Rote Bete** ***(Beta vulgaris)*** wird schon seit vielen Jahrzehnten als Kulturpflanze angebaut und schon damals wurde sie wegen ihrer vielfältigen Nutzungsweise und ihrer Inhaltsstoffe hoch gelobt. Sie ist reich an Eisen, Vitamin B und liefert auch noch Folsäure. Alles wichtige Bestandteile für die Blutbildung. Wer etwa 200 Gramm rohe Rote Bete in seinen Speiseplan einbaut, deckt bereits 15 Prozent der Tagesmenge ab. Wegen des hohen Gehalts an Oxalsäure sollten Menschen mit Nierenleiden allerdings auf die rohe Variante lieber verzichten. Pflanzliches Eiweiß kann allerdings von unserem Körper nicht so gut aufgenommen werden wie tierisches. Daher wird empfohlen, zusammen mit der Roten Bete ein Glas frisch gepressten Orangensaft zu trinken. Das darin enthaltene Vitamin C hilft bei der Verwertung des Eisens.

Rote-Bete-Saft mit Schuss

Am einfachsten ist die Herstellung von Rote-Bete-Saft mit einem Entsafter. Für etwa zwei Gläser benötigen Sie 400 Gramm Rote Bete. Waschen, schälen und Druckstellen entfernen gehören zur ersten Vorbereitung. Zudem eine Karotte putzen, eine Orange vorbereiten und zu guter Letzt fehlt noch ein kleines Stückchen Ingwer. Wer den Geschmack von Ingwer nicht mag, kann ihn auch weglassen. Wenn alles vorbereitet ist, gibt man die Zutaten in den Entsafter. Den Direktsaft dann am besten auch gleich genießen. Mit ein paar Eiswürfeln im Drink schmeckt der Saft noch besser.

KLIMAKTERIUM

Schwitzen, Schweißausbrüche, Hitzewallungen

Wer denkt, dass die Wechseljahre mit dem tatsächlichen Ende der Periode beginnen, der irrt sich. Bereits etwa zehn Jahre vor der letzten Monatsblutung beginnt der Körper sich langsam umzustellen. Im sogenannten Präklimakterium, das schon ab einem Alter von 35 Jahren beginnen kann, werden die Eisprünge seltener. Es kann zu verkürzten Zyklen, Schmierblutungen und prämenstruellen Beschwerden kommen.

Die **Traubensilberkerze *(Cimicifuga racemosa)*** wird häufig bei Hitzewallungen angewandt. In der Wurzel sind Isoflavone enthalten, die östrogenähnlich wirken. So kann ein Ausgleich des Hormonspiegels bewirkt werden. Die Traubensilberkerze wächst vor allem in Kanada und ist eine sehr hoch wachsende Staude. Die Urbevölkerung schwor bereits auf die Heilkraft der Pflanze bei gynäkolgischen Erkrankungen.

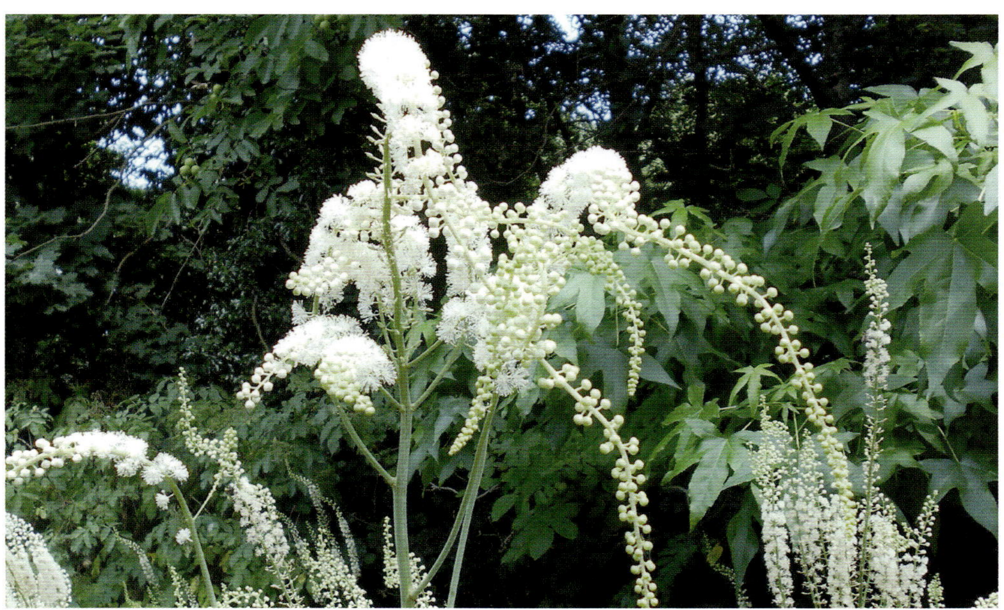

Traubensilberkerzentee

Besorgen Sie sich die Wurzel immer in der Apotheke. Für eine Tasse Teeaufguss werden etwa zwei Teelöffel der zerstoßenen Wurzel mit siedendem Wasser überbrüht. Alles etwa eine Viertelstunde ziehen lassen, durch ein Sieb geben und langsam trinken. Den Tee kann man bis zu dreimal täglich trinken.

Tinktur aus Traubensilberkerzenwurzel

Um eine Tinktur herzustellen, benötigt man neben Geduld noch ein Schraubglas, Doppelkorn und die Wurzel der Traubensilberkerze. Die Wurzeln werden in das Glas gegeben und dann mit dem Doppelkorn übergossen, bis alle Wurzeln gut bedeckt sind. Das Glas zuschrauben und alles etwa sechs Wochen an einem warmen dunklen Ort ziehen lassen. Nach der Ruhezeit die fertige Tinktur in eine Braunglasflasche absieben. Nehmen Sie davon täglich zehn bis 40 Tropfen ein.

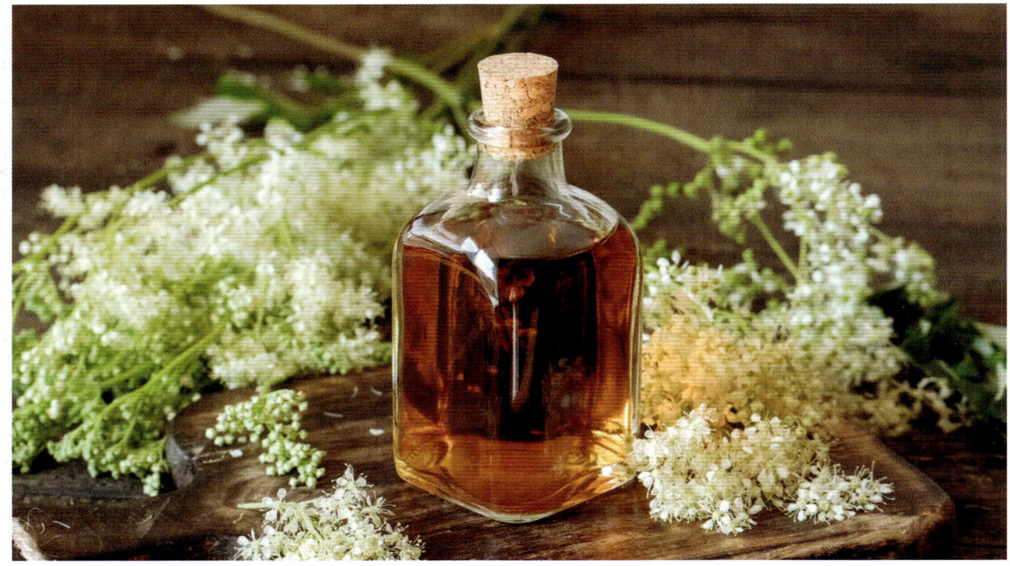

TIPP: Frauen, die an Erkrankungen leiden, die hormongesteuert auftreten, sollten die Anwendung der Heilpflanze vorher mit dem Arzt oder der Ärztin besprechen.

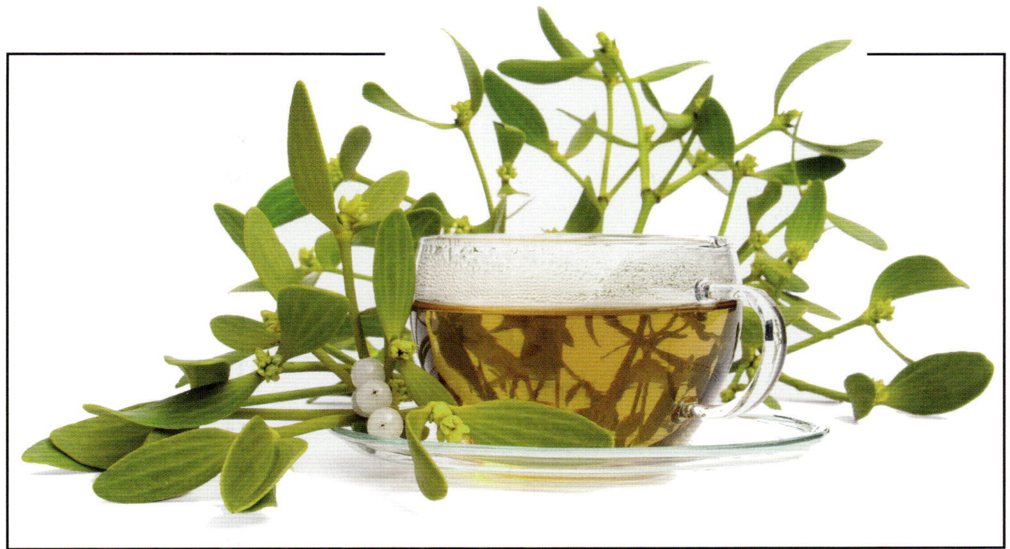

Hilfe bei Hitzewallungen kann auch die **Mistel *(Viscum)*** bringen. Die hilft mit ihren Phytohormonen das Hormonchaos auszugleichen. Das Trinken eines Misteltees ist zu empfehlen.

Misteltee

Die Herstellung des Tees ist etwas zeitaufwendiger, da es einiges an Vorbereitung bedarf. Besorgen Sie sich zunächst Mistelkraut aus der Apotheke. Dann geben Sie zu drei gehäuften Teelöffeln Mistelkraut drei Tassen kaltes Wasser. Nun muss alles für einen halben Tag lang einweichen. Danach das Kraut entfernen. Den Pflanzenauszug langsam erwärmen und den Tee über den Tag verteilt trinken.

Da die Hitzewallungen im Klimakterium besonders anstrengend und anhaltend sein können, ist es auch an der **Schafgarbe *(Achillea millefolium)***, ihre Heilwirkung einzusetzen. Schon Hildegard von Bingen lobte ihre Heilkraft. Sie wirkt beruhigend, krampflösend, hilft gegen Krampfadern und Hämorriden und hat Einfluss auf die Menstruation.

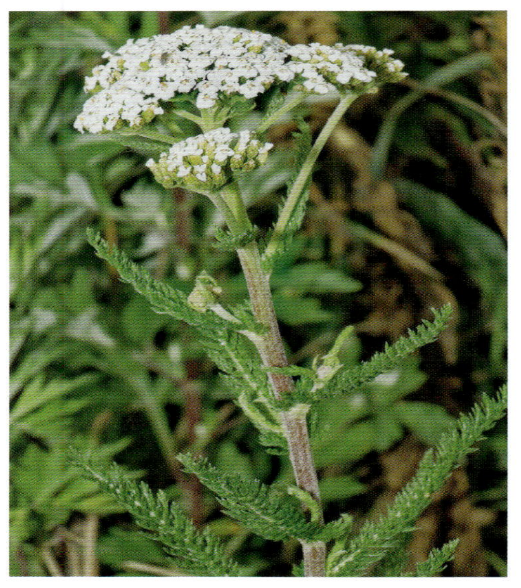

Schafgarbe als Badezusatz

Besorgen Sie sich etwa 150 Gramm der getrockneten Schafgarbe. Das Kraut wird dann für einen halben Tag in sechs Liter kaltem Wasser eingeweicht, um seine Wirkstoffe freizusetzen. Das Kraut danach entfernen. Bevor Sie in die Wanne steigen, erwärmen Sie den Badezusatz leicht und geben ihn dann in die Wanne. Nach 20 Minuten sollten Sie das Entspannungsbad beenden. Kuscheln Sie sich nun, ohne sich abzutrocknen, in Ihren Bademantel und danach direkt ins Bett. Dort dürfen Sie nachschwitzen und die Hitzewallungen lassen nach.

Zwischenblutung

Wenn sich die Hormone in den Wechseljahren langsam umstellen, dauert es eine Weile, bis die Blutungen ganz aufhören. Oftmals kann man die Zyklen mit der Einnahme von Heilkräutern steuern. Kommt es häufig zu Zwischenblutungen ist das Hirtentäschel *(Capsella)* zu empfehlen. Es besitzt blutstillende Eigenschaften und kommt in ganz Europa vor.

Tee als Hirtentäschelkur

Für eine Tasse Tee gibt man zwei Teelöffel Hirtentäschelkraut in eine Tasse und übergießt alles mit kochendem Wasser. Etwa eine halbe Minute ziehen lassen, abseihen und noch warm trinken.

Für eine Kuranwendung sollte man täglich über eine Zeitraum von vier Wochen hinweg zwei Tassen des Tees schluckweise trinken. Danach wird eine vierwöchige Trinkpause eingelegt. Im Anschluss daran beginnt man erneut mit der Trinkkur. Der Tee kann eigentlich während der ganzen Zeit der Wechseljahre getrunken werden.

Schlafstörungen, Unruhe, Erschöpfung

Die Melisse *(Melissa officinalis)*, auch als Zitronenmelisse bekannt, mit ihren feinen weißen Blüten und den zart geäderten Blättern wirkt beruhigend. Sicher ist vielen der Melissengeist aus Großmutters Hausapotheke als erstes Mittel der Wahl bei vielen kleineren gesundheitlichen Problemchen bekannt. So auch bei obigen Beschwerden während der Wechseljahre.

Melissengeist nach Großmutters Rezept

Zunächst benötigt man ganz traditionell ein Glas mit Drahtbügelverschluss. Außerdem etwa 300 Gramm Melissenblätter, abgeriebene Schale von einer Biozitrone, einen Zentimeter ungeschälten Bioingwer in Scheiben. Alles in das Glas geben, dann einige Gewürznelken und Pfefferkörner hinzugeben und mit 750 Milliliter Doppelkorn oder Wodka ansetzen. An einem warmen Ort, vor Sonne geschützt, reifen lassen. Nach acht Wochen ist der Melissengeist dann fertig. Durch ein Sieb in eine Braunglasflasche filtern. Davon nimmt man täglich ein- bis dreimal einen Teelöffel voll ein. Entweder unverdünnt, oder mit einem Esslöffel Wasser verdünnt.

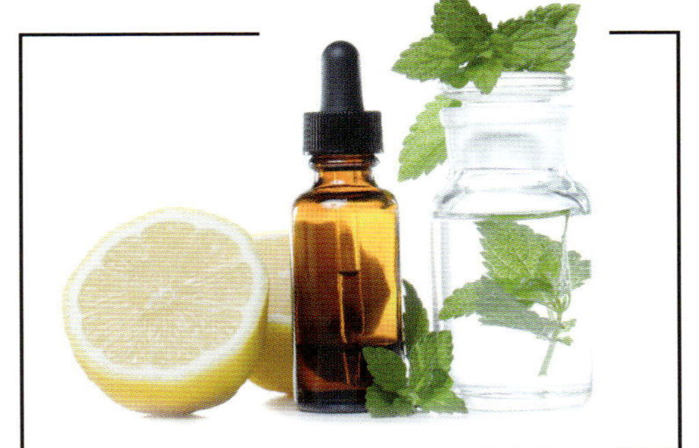

Depressionen, Ängste

Oft möchte man nicht gleich etwas einnehmen oder Tee trinken, um Symptome wie Angst oder seelische Verstimmungen zu bekämpfen. Dann ist es auch möglich, dass man am Abend ein Kräuterkissen mit ins Bett nimmt, um auf schönere Gedanken zu kommen. Folgende Kräuter eignen sich für die Füllung: Johanniskrautblüten *(Hypericum perforatum)* sorgen für erhellende Stimmung, Lavendelblüten *(Lavandula angustifolia)* für eine ausgeglichene Stimmung und der Beifuß *(Artemisia vulgaris)* wirkt gegen Angst und zur Nervenstärkung. Das Kräuterkissen kann man natürlich auch am Tag anwenden. Durch das Auflegen auf den Körper und die dadurch hervorgerufene Erwärmung des Kissens entfalten die Kräuter ihre Heilkraft.

Kräuterkissen

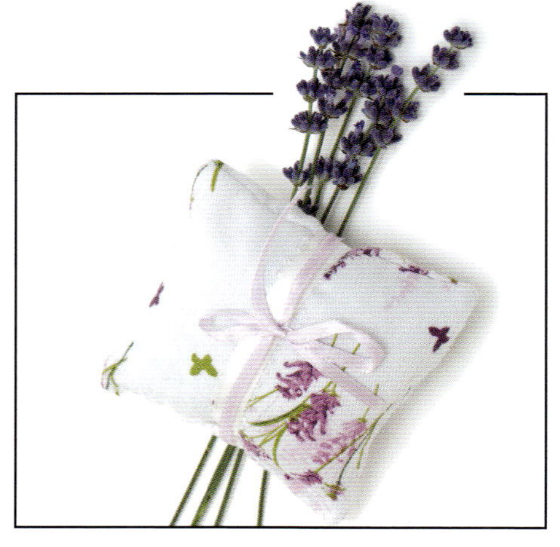

Ein Kräuterkissen kann man leicht selbst nähen. Am besten eignet sich dafür ein Leinenstoff. Für ein quadratisches Kissen in der Größe 26 x 26 Zentimeter rechnen Sie noch einmal vier Zentimeter Stoff hinzu, da man eine Zugabe für die Naht benötigt. Natürlich brauchen Sie das Stoffstück in zweifacher Ausführung. Legen Sie die Stoffstücke genau übereinander und stecken Sie sie fest. Zeichnen Sie die Nahtlinien am besten mit Schneiderkreide und Lineal ein und nähen Sie drei Seiten zu – entweder mit der Nähmaschine oder von Hand. Das Kissen auf rechts drehen und die Kräuter locker einfüllen. Als Füllstoff dazwischen eignet sich Baumwolle. Dann auch diese Seite zunähen. Wer möchte, näht noch einen schönen Bezug.

TIPP: Achten Sie darauf, welche Kräuter Sie einfüllen! Wenn Sie unter Allergien leiden, kann es zu Reaktionen kommen.

Osteoporose

Wenn man älter wird, ändert sich auch der Hormonhaushalt ständig. Durch die mangelnde Aufnahme von Kalzium, falsche Ernährung und zu wenig Bewegung wird die Entstehung von Knochenschwund begünstigt. Daher kommt es sehr häufig vor, dass die Knochen brechen und sich die Knochenmasse zurückbildet.

Die Gartenkräuter **Dill** ***(Anethum graveolens)*** und **Petersilie** ***(Petroselinum crispum)*** sind reich an Kalzium. Sie kann man direkt im Salatdressing verarbeiten. Aber auch ein Kräuterjoghurt erfüllt seinen Zweck.

Dill-Petersilien-Joghurt

Naturjoghurt mit Kräutern eignet sich hervorragend zur Kalziumaufnahme und ist ein leckerer Snack für zwischendurch. Man benötigt guten Naturjoghurt sowie je eine Handvoll Dill und Petersilie. Die Kräuter waschen, hacken, in den Joghurt rühren und verzehren. Knoblauch und Zitrone geben dem Joghurt das gewisse Etwas.

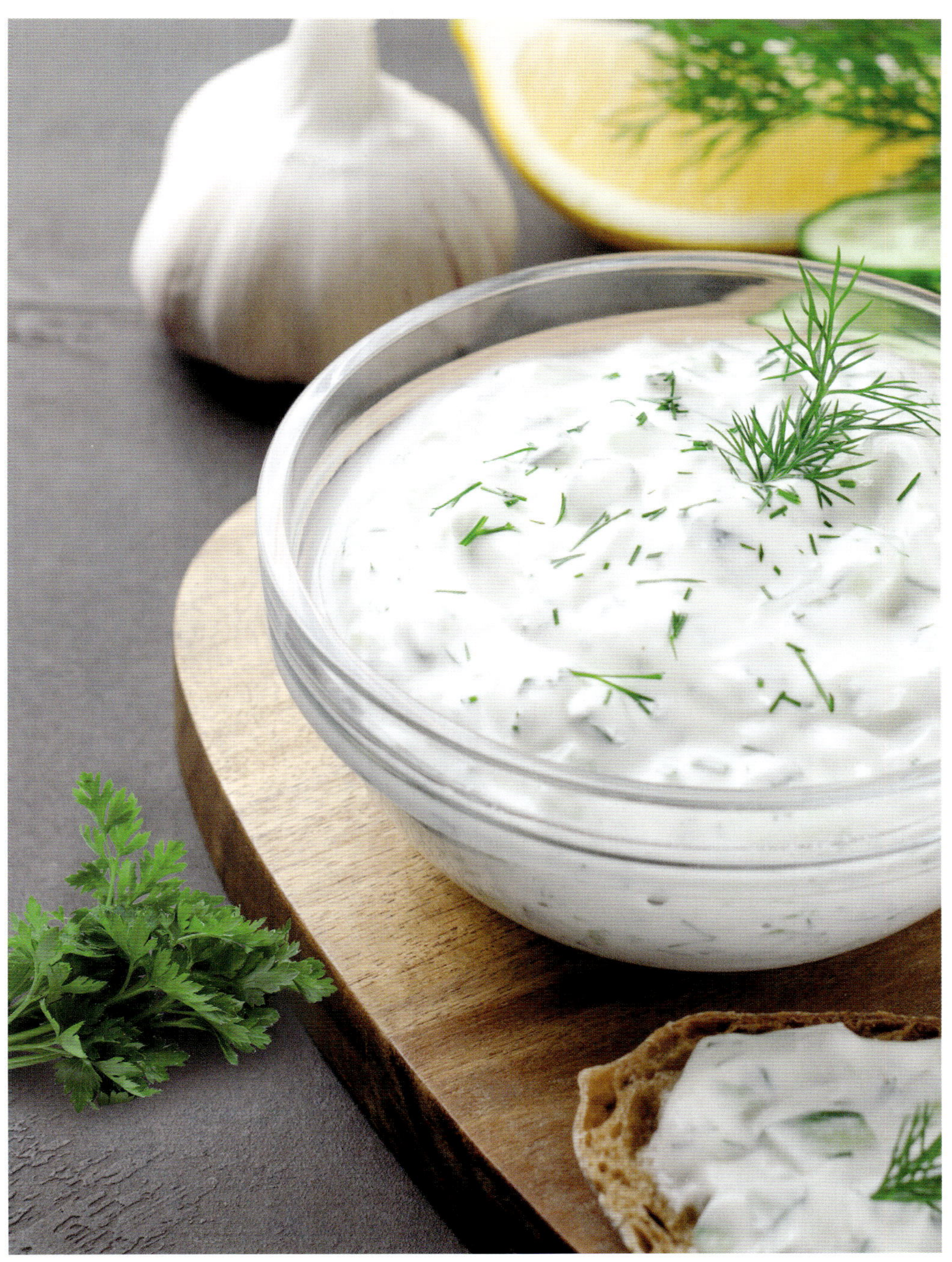

Um dem Körper Kalk zuzuführen, sollten Sie täglich die Kraft der **Eichenblätter** *(Quercus)* nutzen. Die Gerbstoffe darin wirken zusammenziehend und können das Gewebe verdichten.

Tee aus Eichenblättern

Wenn Sie möchten, können Sie die jungen Eichenblätter zwischen Mai und Juni selbst sammeln und daraus direkt einen Tee zubereiten. Den Rest dann an einem luftigen Ort trocknen lassen und in einem Glasgefäß aufbewahren. Für eine Tasse Tee nimmt man etwa einen Esslöffel der getrockneten Blätter. Mit kochendem Wasser überbrühen und nach einer Viertelstunde abseihen. Trinken Sie etwa zwei Tassen täglich.

Natürlich können Sie auch diverse Heilpflanzen in einer Kräutermischung anwenden. Sie benötigen **Brennnessel** *(Urtica)*, **Ackerschachtelhalm** *(Equisetum arvense)*, **Beinwellblätter** *(Symphytum)* und **Frauenmantel** *(Alchemilla)*. Alle diese Pflanzen begünstigen die Stärkung der Knochen durch die vielen darin enthaltenen Mineralstoffe, vor allem Kalzium, Magnesium, Phosphor und Kieselsäure.

Knochenstärkungstee

Lassen Sie sich in der Apotheke eine Teemischung herstellen, die aus Brennnessel, Ackerschachtelhalm, Beinwellblättern und Frauenmantel zu gleichen Teilen besteht. Für die Zubereitung benötigen Sie einen Teelöffel der Mischung, die dann mit einem Viertelliter kaltem Wasser in einen Topf gegeben wird. Köcheln Sie alles für zehn Minuten. Danach abseihen und schluckweise trinken. Ein bis zwei Tassen davon täglich sind zu empfehlen.

TIPP:

Sie können all diese Heilpflanzen auch selbst sammeln. Es sind alles Gefährten, die Sie am Wegesrand finden können. Aber sammeln Sie nur, was Sie auch sicher bestimmen können. Von Straßenrändern und Viehweiden sollten Sie keine Pflanzen nehmen, da diese durch Umweltgifte und Fäkalien belastet sind.

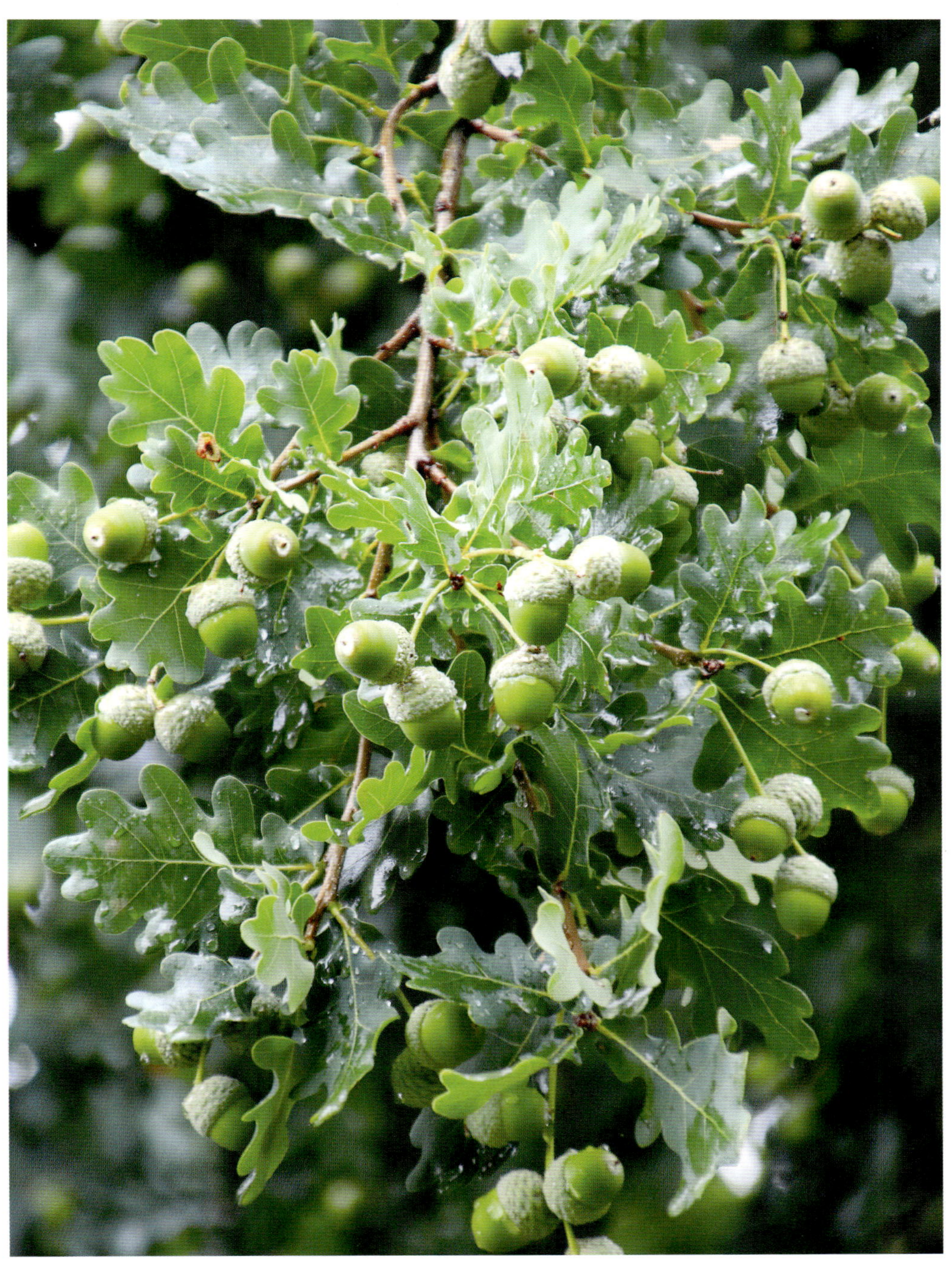

HAUT UND HAARE

Bevor wir anfangen, die Belange im Einzelnen zu betrachten, überprüfen wir doch einmal Haut, Haare, Knochen und Gelenke auf eine Gemeinsamkeit. Dabei fällt auf, dass bei allen Beschwerden, die bei diesen Organen vorkommen können, durch die Einnahme von Silizium eine Besserung zu verzeichnen ist. Silizium stärkt und nährt die Haut und hilft dabei, Pickel und Akne verschwinden zu lassen. Silizium gibt den Haaren wieder Kraft und hilft die Dicke des einzelnen Haares zu verstärken. Silizium festigt auch die Knochen und hilft den Knochenaufbau zu fördern.

Aber korrekter Weise ist es nicht das Silizium, das Haare und Knochen beeinflusst, sondern die daraus entstehende Kieselsäure. Diese kann aber nur in löslicher Form vom Körper aufgenommen werden. Die besten Kieselsäurelieferanten stellen Obst, Getreide und Gemüse dar. Aber auch einige Hülsenfrüchte enthalten Kieselsäure. Außerdem ist auch in Bier eine beachtliche Menge davon enthalten.

Erkennbar ist ein Siliziummangel an brüchigen Fingernägeln, Spliss und Haarausfall. Die Haut wird schneller faltig und die Blutgefäße verschließen sich. Die Blutgefäßverengung, auch Arterienverkalkung oder Arteriosklerose genannt, ist ein Befund, der oft einen Schlaganfall nach sich ziehen kann. Werden die Knochen porös, ist es möglich, dass sich eine Osteoporose entwickelt. Daher ist gerade bei älteren Menschen besonders auf die Zufuhr von Silizium zu achten. Empfohlene Mengen pro Tag richten sich natürlich nach den Symptomen, werden aber meist mit zehn bis 20 Milligram pro Tag angegeben.

Die jugendliche Haut

Wenn sich die Hormone umstellen, stellt sich auch die Haut um. Viele Mädchen bekommen in dieser Zeit vermehrt Pickel oder sogar eine Pubertätsakne. Und das gerade in einer Zeit, in der man meistens erste Kontakte zum anderen Geschlecht knüpft. Aber den jungen Männern geht es ebenso!

Die heilkräftige **Gundelrebe *(Glechoma hederacea)*** kann helfen, die Akne wieder loszuwerden. Im Volksmund hat sie auch den Namen „Herr des Eiters", was schon viel über die Pflanze aussagt. Sie wirkt antibakteriell und antibiotisch. Um eine Wirkung bei Akne zu erzielen, hilft das Trinken des folgenden Aknetees. Dieser sollte aber über einen längeren Zeitraum hinweg dreimal täglich getrunken werden und dann noch am besten ungesüßt. Ideal ist eine Teekur von acht bis zwölf Wochen.

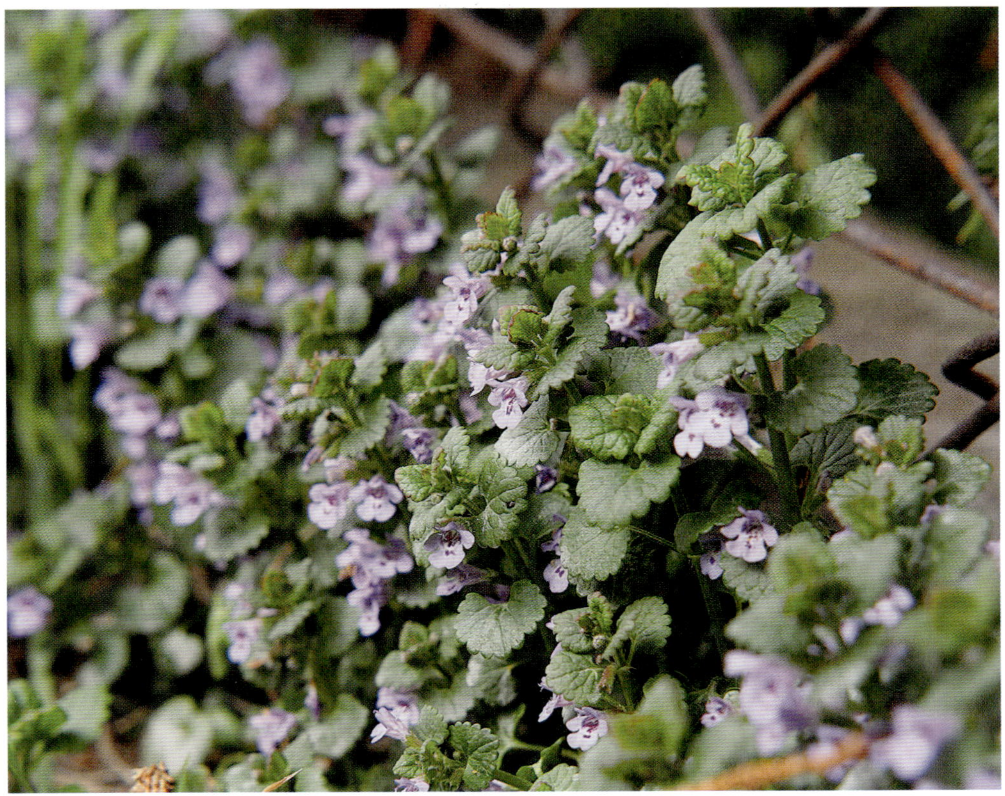

Tee bei Akne

Besorgen Sie sich in der Apotheke folgende Heilkräuter oder lassen Sie sich diese als Teemischung in der Apotheke herstellen:
80 Gramm Gundelrebe *(Glechoma hederacea)*, 80 Gramm Acker-Stiefmütterchenkraut *(Viola arvensis)*, 80 Gramm Frauenmantelkraut *(Alchemilla)*, 40 Gramm Edelgamander *(Teucrium chamaedrys)*, 40 Gramm Gänseblümchen *(Bellis perennis)*, 40 Gramm Löffelkraut *(Cochlearia officinalis)* und 40 Gramm Walnussblätter *(Juglans regia)*. Für eine Tasse Tee zwei Teelöffel der Mischung mit 200 Milliliter kochendem Wasser aufbrühen. Den Tee zehn Minuten ziehen lassen, abseihen und trinken.

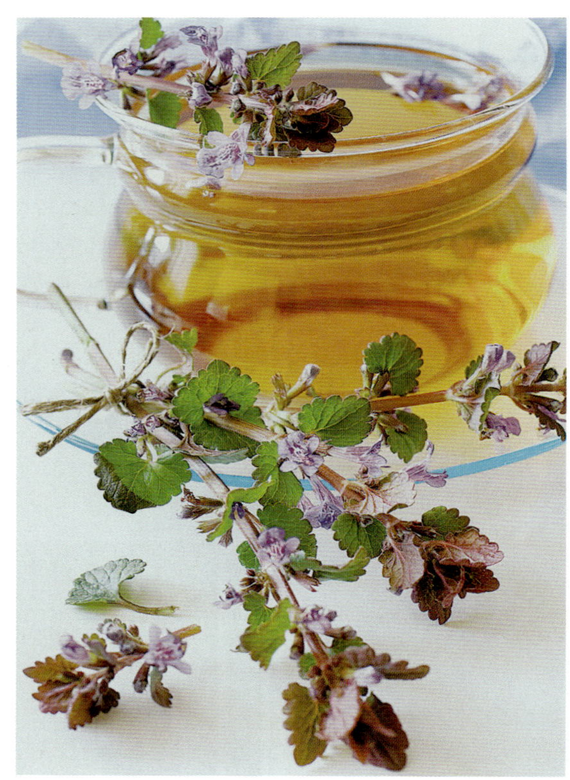

Gundelrebenöl bei eitrigen Pickeln

Wenn sich die Pickel entzündet haben, bildet sich dort oft Eiter. Um sie auszuheilen, empfiehlt sich die Anwendung des folgenden Öls: Sammeln Sie drei Handvoll blühende Gundelreben *(Glechoma hederacea)*. Und nicht nur die Blüten, sondern auch Stängel und Blätter. Achten Sie darauf, dass alle Teile absolut schmutzfrei und nicht angefressen sind. Geben Sie alles locker in ein sauberes Schraubglas und stellen dieses dann in die Sonne. Sie können beobachten, wie die Pflanze nach einigen Tagen eine ölartige Flüssigkeit ausscheidet, die sich am Glasboden absetzt. Nehmen Sie eine saubere Einwegspritze zur Hand und saugen Sie die Flüssigkeit damit ab. Diese dann in ein braunes Fläschchen spritzen. Kühl und trocken gelagert, hält sich das Gundelrebenöl bis zu einem Jahr. Betupfen Sie die eitrigen Pusteln mehrmals täglich mit dem Öl.

Akne in späteren Lebensphasen

Immer häufiger treten genau die Phänomene in späteren Lebensabschnitten der Frau wiederum auf. Man spricht dann von der Altersakne. Oft erst um die 30 herum beginnt die Haut wieder zu blühen. In der Pubertät traten die Pickel und Pusteln vor allem in der T-Zone im Gesicht auf. Nun sprießen sie vermehrt im Halsbereich und auf den Wangen. Egal wo sie auch auftreten, man fühlt sich nicht wohl in dieser Situation.

Auslösende Faktoren werden noch diskutiert, aber man ist sich sicher, dass folgende Faktoren einen großen Beitrag dazu leisten: Dies sind Hormonschwankungen, schlechte Ernährung, Störung der Hautbarriere, Absetzen von Medikamenten, zu viel Alkohol und Zigaretten, aber auch schlichtweg eine genetische Veranlagung. Die Haut ist aber immer auch ein Spiegel der Seele.

Frauenmantel *(Alchemilla)* kann helfen, die Ursache zu unterbinden. Er wirkt regulierend auf den Hormonhaushalt, lindert Entzündungen und beruhigt gereizte Haut.

Frauenmanteltee

Um den Mantel, der uns Frauen umhüllt, wieder zu richten, kann man über mehrere Wochen hinweg einen Tee von Kraut und Blüten trinken. Die Arbeit der Drüsen wird angeregt, Giftstoffe werden ausgeschieden und Radikale eingefangen. Sie werden merken, wie Sie wieder von innen heraus zu strahlen anfangen.

Besorgen Sie sich hochwertigen Tee, denn nur der ist wirklich frei von Schadstoffen, oder sammeln Sie die Blätter und Blüten an einer Stelle in der Natur, die wirklich frei von Schadstoffen ist. Man übergießt etwa 15 Gramm des Krautes mit 250 Milliliter kaltem Wasser und bringt es langsam zum Kochen. Den Topf vom Herd nehmen und den Tee etwa zehn Minuten ziehen lassen. Alles abseihen und eventuell mit Honig süßen.

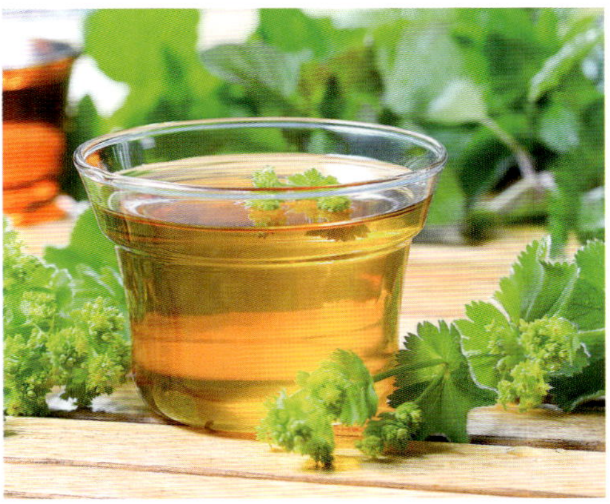

Rotklee *(Trifolium pratense)* schafft es, mit seinen Phytoöstrogenen Hormonschwankungen auszugleichen und so auch leichte Akne einzudämmen. Wer keine Zeit hat, sich ständig einen frischen Tee aufzubrühen, dem kann mit der Anwendung einer Rotkleetinktur geholfen werden. Diese anzusetzen dauert einige Wochen. Daher sollte man bereits früh genug vor der Anwendung damit beginnen.

Rotkleetinktur

Das Sammeln der Rotkleeblüten kann zwischen Juni und September in Angriff genommen werden. Man stellt ein großes, sauberes Schraubglas bereit. Dann füllt man die frischen Blüten hinein, und zwar so viel, dass etwa ein Drittel des Glases damit gefüllt ist. Eine Tinktur benötigt zum Ansetzen Alkohol. Dies kann Doppelkorn oder Wodka sein. Jedenfalls muss der Alkoholanteil mehr als 40 Prozent betragen. Die Blüten werden nun mit dem Alkohol übergossen, bis alles gut bedeckt und das Glas voll Flüssigkeit ist. Mit dem Schraubdeckel verschließen und mindestens einen Monat an einem dunklen, aber doch warmen Ort ziehen lassen. Vergessen Sie nicht, den Tinkturansatz immer wieder durchzuschütteln. Nur so können sich die Inhaltsstoffe gut mit dem Alkohol verbinden. Die Tinktur nach der Reifezeit in Braunglasflaschen umfüllen und dunkel aufbewahren. Als Dosierung kann man am Anfang 15 Tropfen unter die Zunge geben. Wem der Geschmack zu intensiv ist, löst die Tropfen in etwas Wasser.

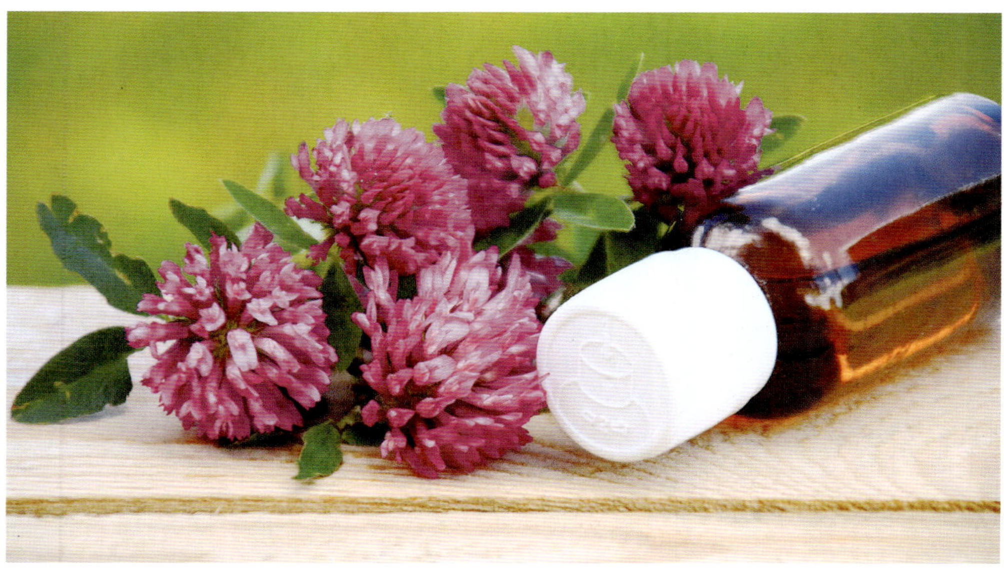

Eine weitere Pflanze, die auf den Hormonhaushalt wirkt, ist der **Mönchspfeffer** ***(Vitex agnus-castus)***. Gerade nach dem Absetzen der Pille kommt es häufig zu Hautproblemen. Die Kopfhaut beginnt zu jucken, es erscheinen Pickel im Nacken und im Dekolleté. Meist rührt das daher, dass plötzlich zu viel Östrogene und Androgene im Körper wirken. Der Mönchspfeffer ist ein bewährtes Naturheilmittel und schafft es oft innerhalb weniger Tage, das Gleichgewicht der Hormone wiederherzustellen.

Mönchspfeffertee

Lassen Sie sich den Tee am besten in der Apotheke mischen. Denn hinein gehören nicht nur das Kraut, sondern auch die Samen. Um den Mönchspfeffer direkt auf den betroffenen Stellen anwenden zu können, lassen Sie sich doch gleich mit beraten, ob die Anwendung einer Mönchspfeffersalbe hilfreich sein kann. Die Apotheker verfügen über das nötige Wissen zur Salbenzubereitung, vor allem auf welcher Grundlage sie erstellt werden muss. Wenn sie zu fettig ist, wird sich Ihre Haut sicherlich direkt mit einem neuen Akneschub bedanken.

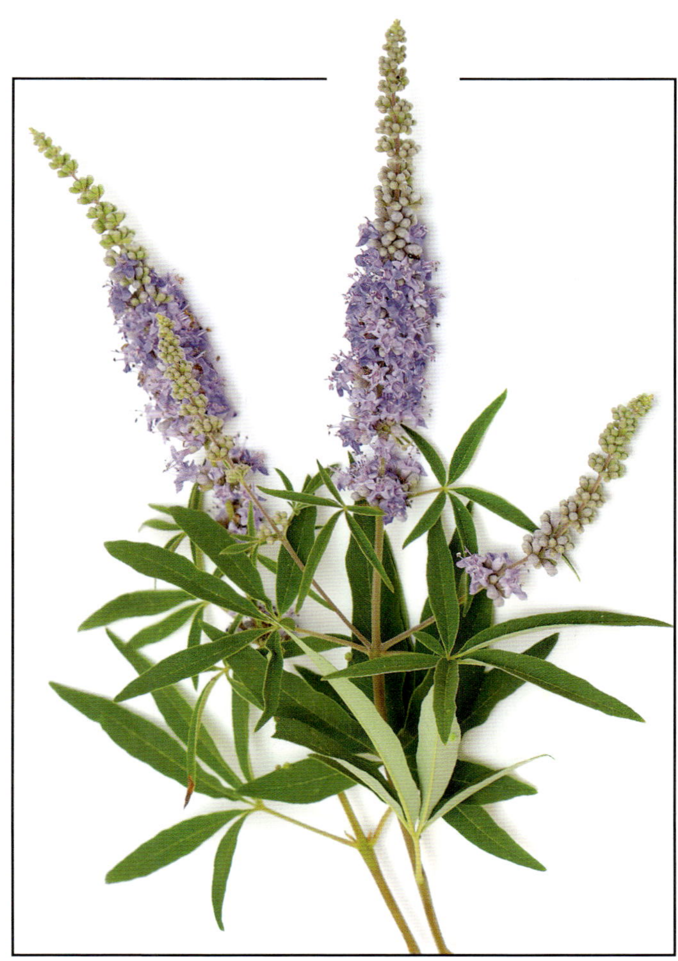

Neben der Unterstützung des Körpers mit Heilkräutern kann auch eine Darmsanierung hilfreich sein. Hierbei werden alle Gifte, die sich überall angesammelt haben, gebündelt abtransportiert. Es geht dabei nicht um eine Darmreinigung, die ruck zuck passiert, sondern tatsächlich um eine Methode, die über längere Zeit erfolgen sollte. Die beste Wirkung erzielt man bei einer Anwendung über einen Zeitraum von drei Wochen hinweg.

Heilerde und **Indische Flohsamen** ***(Plantago ovata)*** können hier die Helferlein sein. Das Heilerdegranulat gibt es in der Apotheke. Es wird unzerkaut in kleinen Portionen mit reichlich Flüssigkeit (Mineralwasser oder Tee) hinuntergeschluckt. Ebenso die Flohsamen und danach bitte viel trinken. Die Heilerde besitzt die Eigenschaft, die Gifte im Darm, schädliche Bakterien und Abfallprodukte des Stoffwechsels zu binden. Heilerde wird aus Lößablagerungen der Eiszeit gewonnen.

Indische Flohsamen sind die Samen eines indischen Wegerichgewächses. Hierbei werden die Schalen und die Samen mit viel Flüssigkeit getrunken. Sie quellen im Darm auf, vergrößern das Volumen des Stuhls und binden die Gifte.

Bitterpflanzen helfen, schädliche Darmkeime zu verdrängen. Infrage kommen der **Gewöhnliche Löwenzahn** ***(Taraxacum*** **sect.** ***Ruderalia)***, **Brennnessel** ***(Urtica dioica)***, **Gemeine Wegwarte** ***(Cichorium intybus)*** und **Wilde Artischocke** ***(Cynara scolymus)***.

TIPP: Lassen Sie zwischendurch auch immer mal wieder Ihre Seele baumeln. Denn gerade der Stress führt zur übermäßigen Ausschüttung männlicher Hormone. Gönnen Sie sich eine Auszeit mit Yoga oder Meditation.

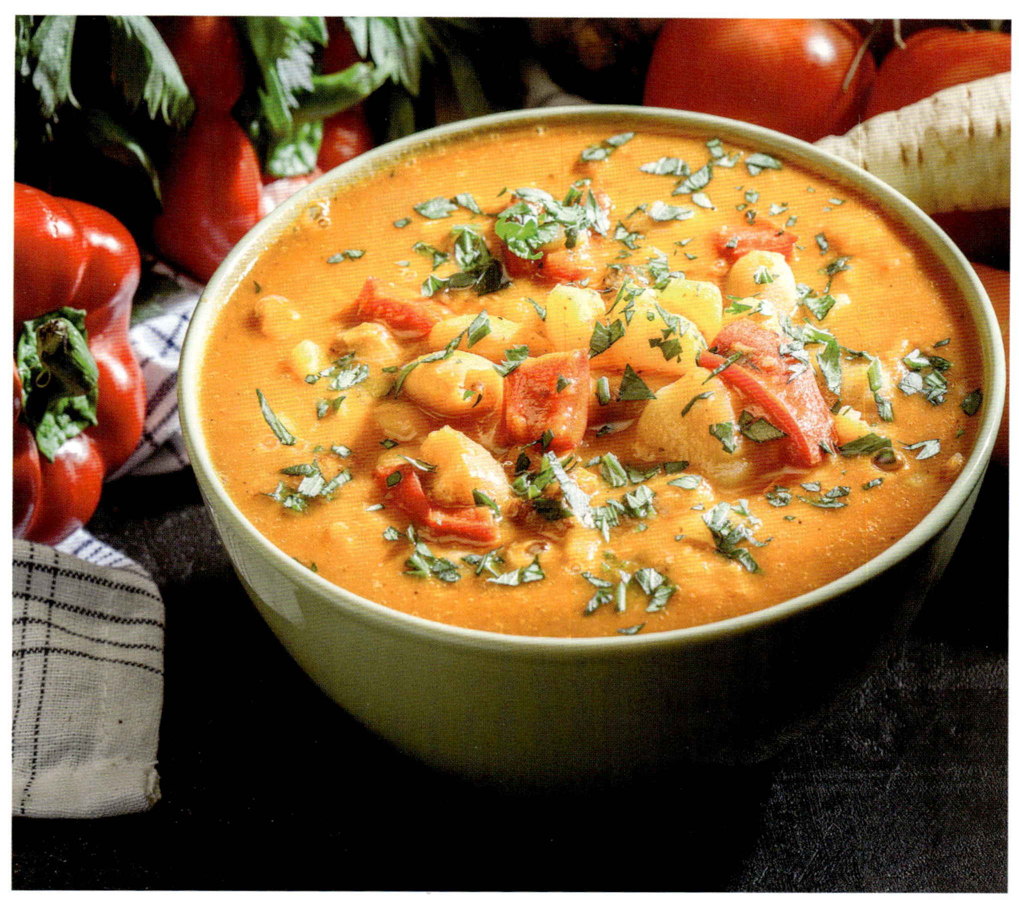

Um den übersäuerten Magen zu entlasten, empfiehlt sich eine Suppenkur. Diese muss natürlich basisch sein. Geeignete Zutaten hierfür sind zum Beispiel Kartoffeln, Karotten, Paprika, Zwiebeln, Tomaten oder auch Sellerie. Und verzichten Sie bitte auf jedes Salzen!

Und wenn man die Darmsanierung erfolgreich abgeschlossen hat, sollte man seine Ernährung so gestalten, dass man den Körper nicht direkt wieder mit Giften belastet. Ernähren Sie sich möglichst basisch. Das Essen von Obst, Gemüse und Hülsenfrüchten ist ein guter Anfang.

Schuppenflechte *(Psoriasis)*

Menschen, die von den Symptomen der Schuppenflechte betroffen sind, muss man leider sagen, dass diese nicht heilbar, aber behandelbar ist. Die Entstehung liegt in einer Fehlreaktion des Immunsystems, die die Zellen dazu anregt, sich immer mehr zu vermehren.

Der **Hafer** ***(Avena sativa)*** kann dazu beitragen, den Juckreiz zu lindern.

Haferpaste

Mahlen Sie dazu frischen Biohafer und verrühren Sie diesen dann mit etwas Wasser, bis eine cremige Konsistenz erreicht ist. Tragen Sie diese Paste auf die geröteten Hautbereiche auf und decken diese mit einem Leinentuch ab. Die Haferpaste sollte möglichst zwei Stunden auf der betroffenen Hautpartie bleiben. Entfernen Sie die Paste, indem Sie sie mit warmem Wasser abwaschen.

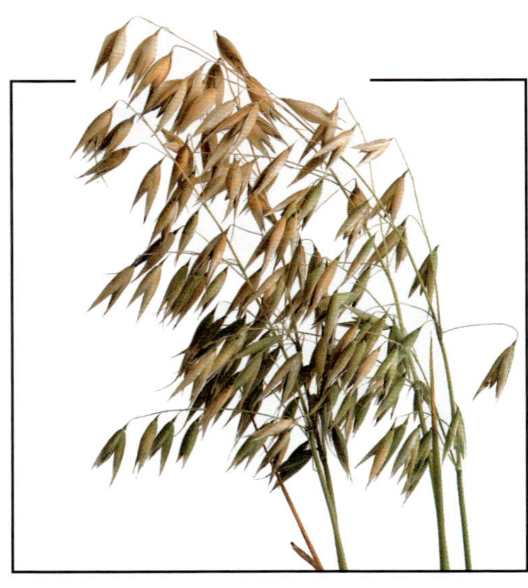

Wer unter Schuppenflechte leidet, sollte möglichst auf Zusatzstoffe in Pflegeprodukten achten, auf die die Haut sensibel reagieren könnte. Wenn Sie sich unsicher sind, können Sie mit einfachen Mitteln Ihre Kosmetikprodukte selbst herstellen.

WICHTIG: Die Basis sollte aus Speiseöl bestehen. Ob man sie verträgt, testen Sie, indem Sie einen Tropfen des Öls auf eine intakte Hautstelle geben. Fängt sie nach einiger Zeit an zu jucken oder wird rot, sollten Sie auf dieses Öl verzichten. Mandelöl oder auch Traubenkernöl sind hochwertige Produkte, die helfen können, den Juckreiz zu lindern.

TIPP: Die Schuppenflechte gibt es in verschiedenen optischen Ausbruchsformen. Die Ursachen sind ebenfalls sehr vielfältig, sind in der Regel genetisch bedingt und werden durch ungesunde Lebensweise gefördert. Ohne ärztliche Hilfe ist eine Heilung fast unmöglich.

Pflegeöl für den Körper

Man benötigt für die Herstellung Mandelöl und 100 Prozent naturreines Lavendel-, Zedern- und Palmarosaöl. Außerdem Braunglasfläschchen. Füllen Sie 120 Milliliter des Mandelöls in die Braunglasflasche und geben Sie jeweils neun Tropfen der anderen Öle hinzu. Die Flasche verschließen und einige Male hin und her schwenken, bis sich alle Öle gut miteinander vermischt haben. Kühl und lichtgeschützt aufbewahrt, hält das Öl sich recht lange. Den Körper damit einmassieren.

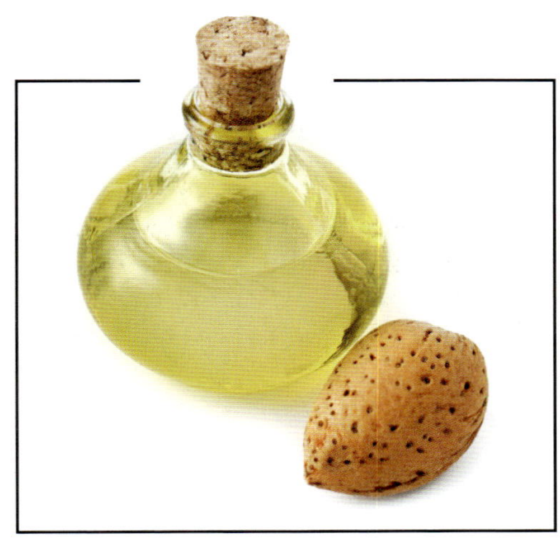

Meersalz- oder Ölbad

Für ein Vollbad gibt man etwa zwei Handvoll Meersalz in das warme Wasser. Darin verweilt man etwa zehn Minuten. Das Salz hilft, die Hautschuppen zu lösen und die Haut zu beruhigen. Anschließend das Pflegeöl in die noch feuchte Haut massieren.

Das Ölbad pflegt und nährt den Schutzfilm der Haut. In eine Tasse Milch rührt man einen Esslöffel Mandelöl. Lassen Sie das Badewasser einlaufen und geben Sie die Mandelmilch langsam hinein. Auch hier wird eine Badezeit von nur zehn Minuten empfohlen. Es bleibt ein dünner Film auf der Haut, den sie langsam in die Haut einmassieren sollten.

Quarkwickel bei entzündeten Hautpartien

Um die Haut mit Feuchtigkeit zu versorgen und die Stellen zu kühlen, die besonders jucken, kann man auf einen Quarkwickel zurückgreifen. Man benötigt dazu ein sauberes Leinentuch und natürlich Quark. Falten Sie das Tuch auseinander und geben Sie einen großen Esslöffel Quark in die Mitte. Alles so falten, dass der Quark zwischen den Tuchlagen ist. Den Wickel auf die betroffene Stelle legen und abwarten, bis der Quark warm geworden ist.

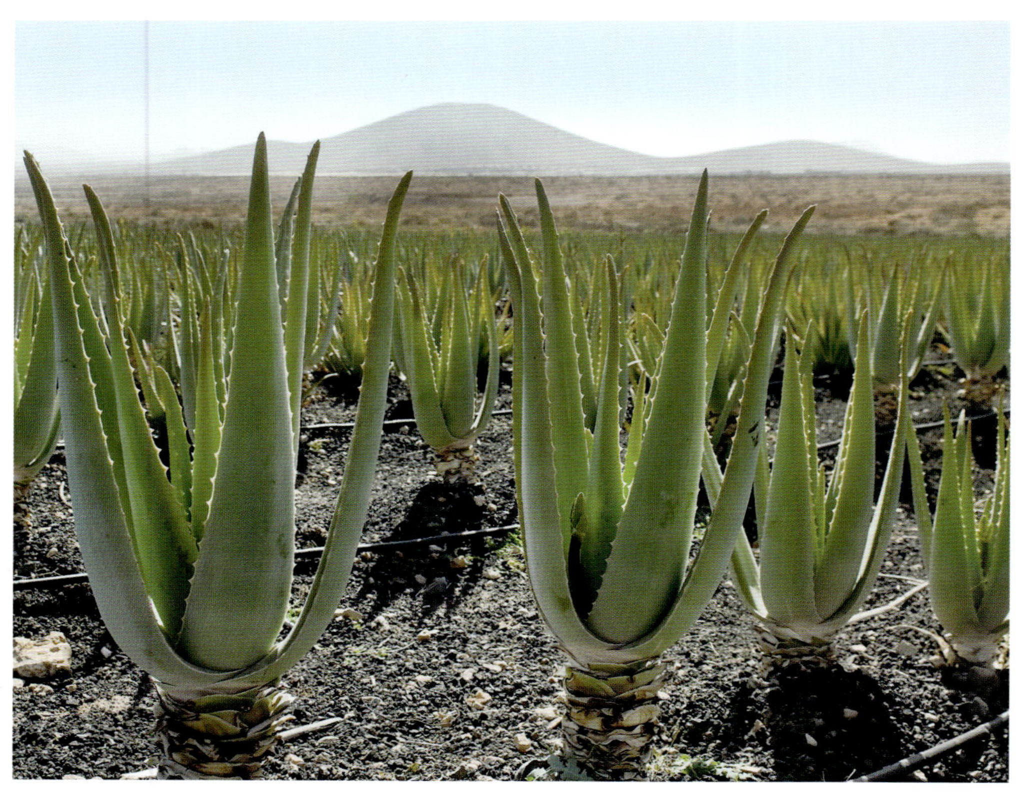

Aloe-vera bei Schuppenflechte

Wer sich einmal in Spanien, am besten auf den Kanaren, aufhält, sollte sich mit Aloe-vera-Gel eindecken. Das Gel sollte aber 100 Prozent Aloe-vera-Saft enthalten und frei von allen Zusatzstoffen sein. Am besten Sie kaufen sich ein Echtes Aloe-vera-Pflänzchen *(Aloe vera)* für die Fensterbank. Dann können Sie bei Bedarf ein Blatt abschneiden und den Saft direkt auf die betroffene Stelle geben. Der Saft nimmt den Juckreiz und verbessert das Hautbild.

WICHTIG: Verzichten Sie bei Schuppenflechte auf den Verzehr von scharfen Speisen. Möglicherweise können auch Milchprodukte und Weizengluten Schuppenflechte cuslösen oder auch verstärken. Greifen Sie lieber zu Fisch und Sojaprodukten.

Warzen

Plötzlich sind sie da! Warzen. Manchmal kommen sie einfach über Nacht. Je nachdem wie ausgeprägt sie sind und an welchen Körperstellen man sie findet, können sie als Schönheitsmakel empfunden werden. Im Allgemeinen sind Warzen gutartig. Sie werden durch Viren verursacht und treffen häufig Menschen, deren Immunsystem nicht intakt ist. Es gibt einige Pflanzen, deren Wirkstoffe helfen können, die Warzen wieder kleiner werden zu lassen. Manchmal verschwinden sie auch ganz. Ein Hautarzt oder eine Hautärztin wird Warzen bei einer Indikation operativ entfernen. Dies hinterlässt manchmal Narben, die das Aussehen beeinträchtigen. Daher lohnt es sich, einfach mal auf die Kraft der Heilpflanzen zu vertrauen. Probieren Sie alle aufgeführten Kräuter durch, bis Sie ein Kraut gefunden haben, das zu Ihnen passt.

Saft vom Schöllkraut

Warzenmittel Nummer 1 ist das Schöllkraut *(Chelidonium majus)*, welches Sie auch im Garten ziehen können. Da es wintergrün ist, hat man auch in dieser Jahreszeit immer ein Mittel parat. Man bricht einen Schöllkrautstängel ab und betupft die Warze mit dem Saft. Aber auch wirklich nur die Warze, denn der Pflanzensaft greift so in die Haut ein, dass das umliegende gesunde Gewebe Schaden nehmen kann. Wiederholen Sie die Behandlung täglich, bis die Warzen einfach abfallen.

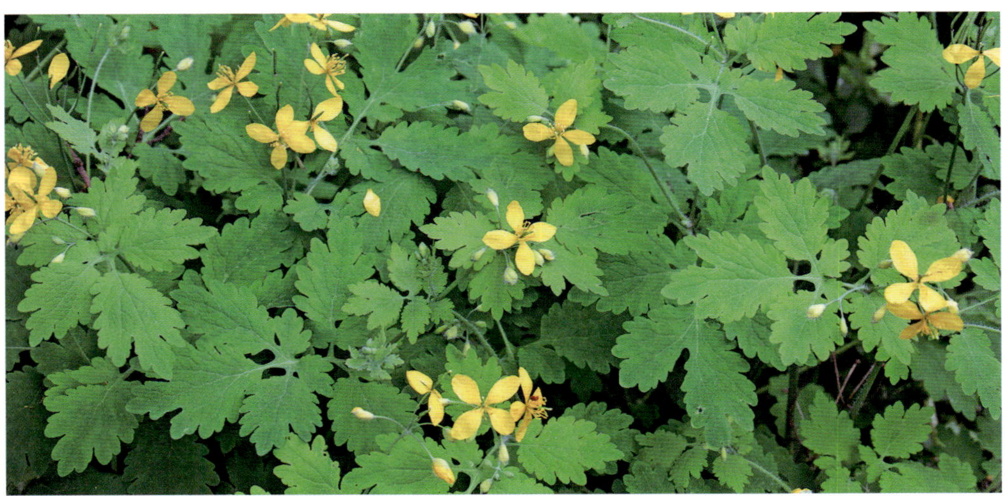

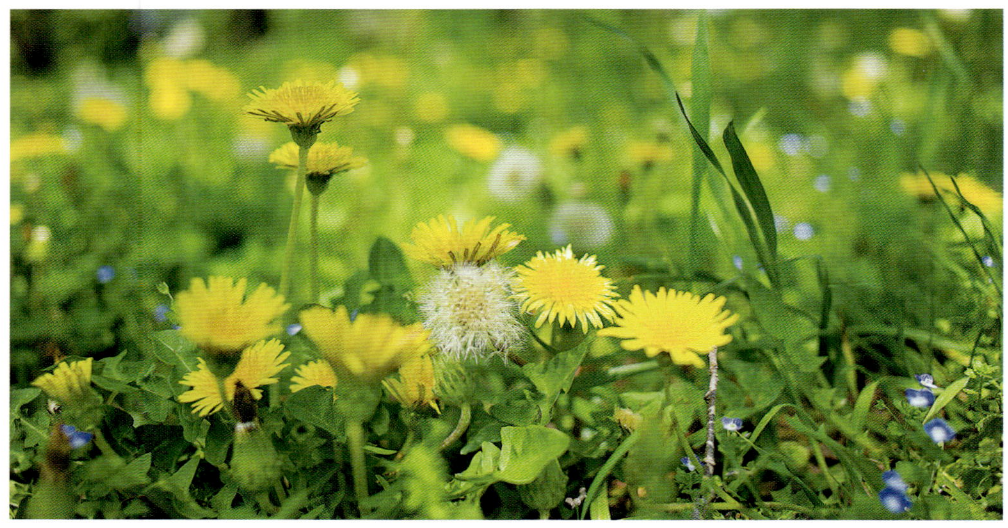

Löwenzahnmilch

Ab März erscheinen überall auf den Wiesen junge Löwenzahnpflanzen. Die Behandlung erfolgt identisch der, wie sie bereits beim Schöllkraut beschrieben wurde. Einen Stängel abbrechen und die Warze mit dem Saft, auch Löwenzahnmilch genannt, betupfen. Die Milch führt zur Farbveränderungen auf der Haut. Also gehen Sie sorgsam mit den Stängeln um, sonst haben Sie anschließend überall braune Flecken, die einige Zeit brauchen, bis sie wieder verschwinden.

Rizinusöl

Das Rizinusöl wird aus den Samen des tropischen Wunderbaums *(Ricinus communis)* gewonnen. Er zählt zu den Wolfsmilchgewächsen und enthält Triglyceride, die auf die Warzen wirken. Das Öl kann man in Apotheken erwerben. Kaufen Sie aber nur kaltgepresstes Rizinusöl. Denn dieses enthält noch die meisten Wirkstoffe.

Zwiebeln und Knoblauch

Ein Hausmittel, was jeder direkt anwenden kann, da die beiden Knollen in jedem Haushalt zu finden sind, ist das Betupfen der Warzen mit frisch aufgeschnittener Zwiebel oder Knoblauch. Lassen Sie den Saft etwa zwei Stunden einwirken und waschen ihn dann mit lauwarmem Wasser ab.

Krampfadern

Krampfadern entstehen meist in älteren Lebensphasen und gehen als Ursache meist auf eine angeborene Bindegewebsschwäche zurück. Es kommt zur Erschlaffung der Venenwand, was zu Blutstauungen führt. Die Venen dehnen sich aus und werden zu dicken, aus den Beinen heraustretenden Adern. Es sind meistens Frauen, die mit Krampfadern zu kämpfen haben. Begünstigt wird die Entstehung noch durch sitzende oder stehende Tätigkeiten im Beruf. Es müssen also Heilkräuter zum Einsatz kommen, die den Venen und den Gefäßen helfen können.

Zwiebelsuppe

Wenn Sie etwas für Ihre Venen tun möchten, kochen Sie sich eine Zwiebelsuppe. Die Zwiebel *(Allium cepa)* enthält Wirkstoffe, die es schaffen, die Kapillarwände zu stärken. Wichtig ist hierbei, dass Sie die Zwiebel ungeschält verwenden. Denn in der Schale sind die meisten Wirkstoffe enthalten. Kurz vor Ende der Garzeit können Sie die Zwiebelschalen immer noch entfernen und die „nackte" Zwiebel zurück in die Suppe geben. Falls Sie eine „Französische Zwiebelsuppe" zubereiten, müssen Sie eh durch das Überbacken mit Käse kurz vorher noch mal Hand an die Suppe legen. Dann ist das Entfernen auch nur ein Klacks.

Stiefmütterchen im Salat oder als Tee

Wenn Stiefmütterchen *(Violaceae)* bei Ihnen im Garten wachsen, können Sie diese ebenso wie die Zwiebel als Stärkungsmittel der Venen nutzen. Dazu schneiden Sie entweder frisch geerntete Blüten klein und geben diese über den Salat. Oder Sie brühen sich einen Tee daraus auf. Etwa fünf Teelöffel frische Blüten reichen für eine Tasse Tee.

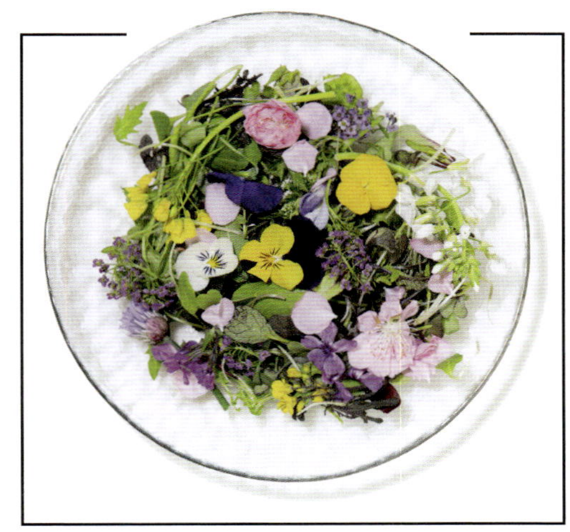

Tinktur zur Venenstärkung

Eine alkoholische Tinktur, die sich bei Venenschwäche bewährt hat, ist ein Ansatz aus Rosskastanie *(Aesculus hippocastanum)*, Arnika *(Arnica montana)*, Ginkgo *(Ginkgo biloba)* und Schafgarbe *(Achillea)*. Am besten lassen Sie die Tinktur in der Apotheke mischen. Von allen Pflanzen benötigt man etwa 25 Milliliter Tinktur. Diese wird dann miteinander verschüttelt. Davon nimmt man dreimal am Tag etwa 25 Tropfen.

Haarausfall

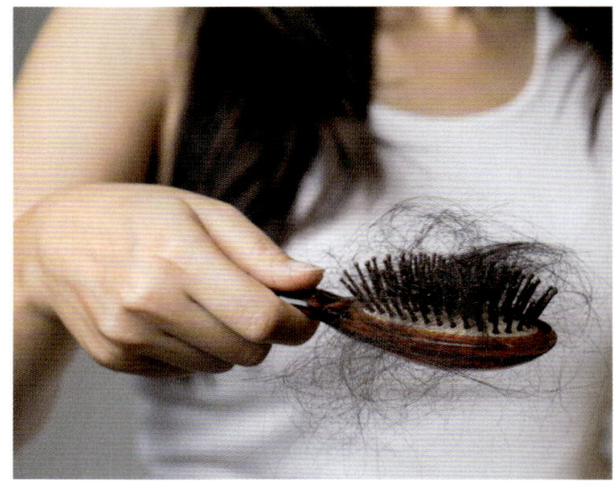

Kennen Sie das? Sie stehen vor dem Spiegel und bürsten sich die Haare. Danach halten Sie eine Haarbürste gefüllt mit sehr vielen Haaren in den Händen. Es gilt die Regel, dass der Ausfall von 20 bis 100 Haaren pro Tag normal ist. Werden es mehr, ist es ein Zeichen dafür, dass möglicherweise Haarausfall begonnen hat. Je älter man wird, desto wahrscheinlicher ist es, dass die Haare dünner werden und auch teilweise ausfallen. Dies liegt oft an der Umstellung im Hormonhaushalt, kann aber auch durch falsche Ernährung oder durch die Langzeiteinnahme bestimmter Medikamente hervorgerufen werden. Für das Wachstum benötigen die Haare Eiweiß und Eisen.

Eiweiß- und Eisenmangel vorbeugen

Achten Sie bereits vor dem beginnenden Haarausfall auf eine ausgewogene Ernährung. Wenn Sie sicher gehen wollen, dass der Eisenwert bei Ihnen in Ordnung ist, gehen Sie zur Blutabnahme zur Ärztin oder zum Arzt. Sie werden noch am gleichen Tag den Eisenwert mitgeteilt bekommen.

In der Ernährung sind folgende Lebensmittel wahre Eiweiß- und Eisenbomben: Eier, Seefisch, Samen, Nüsse, mageres Fleisch und Haferflocken. Bauen Sie diese regelmäßig in den Speiseplan ein.

Das Stylingproblem

Jeden Tag wird geduscht und die Haare werden sogar manchmal zweimal am Tag gewaschen. Das strapaziert die Kopfhaut und verändert ihren pH-Wert. Im Normalfall reicht es, die Haare zwei- oder dreimal in der Woche zu waschen. Wer sportlich sehr aktiv ist oder stark schwitzt, wird damit jedoch nicht auskommen. Achten Sie dann auf besonders milde und pH-neutrale Shampoos und Stylingprodukte.

Kopfmassage mit Ölen

Arganöl, **Kokosöl** und **Rizinusöl** sind wahre Haarbooster. Sie nähren die Haarwurzel und beruhigen die angegriffene, manchmal auch schon schuppige Kopfhaut. Sie geben stumpfem Haar Glanz und machen es geschmeidig.

Arganöl gewinnt man aus den Samen des **Arganbaumes** *(Argania spinosa)*. Dieser wächst fast ausschließlich in Marokko und wird auch als Speiseöl genutzt. Kokosöl gewinnt man aus den Fasern der Kokosnuss, die Frucht der **Kokospalme** *(Cocos nucifera)*.

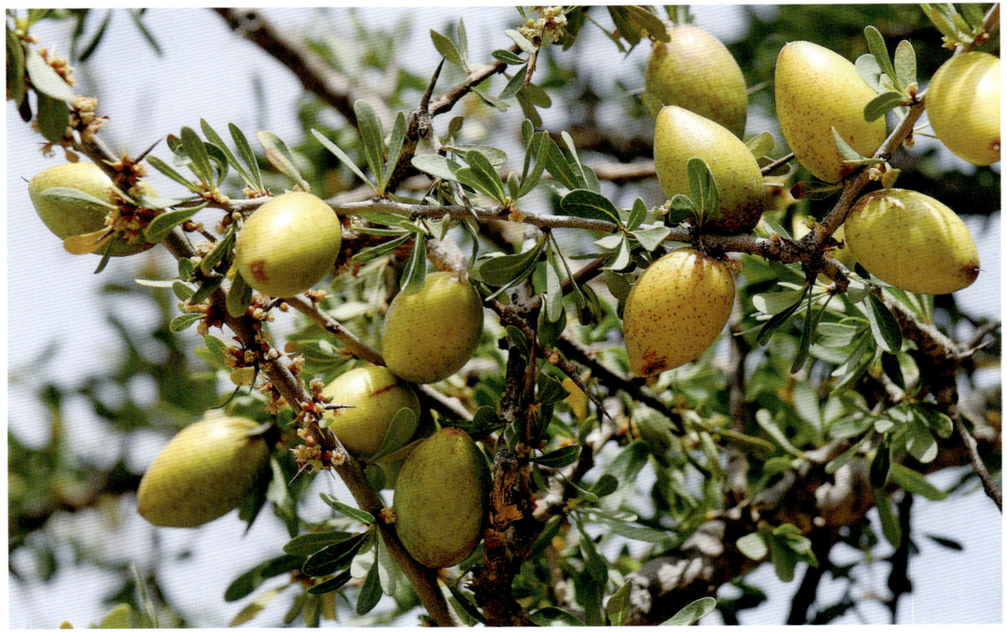

Arganöl wendet man nach dem Haarewaschen im noch feuchten Haar an. Einige Tropfen in das Haar und die Kopfhaut einmassieren. Nicht kämmen! Nach etwa zehn Minuten kann man das Haar wie gewohnt föhnen und stylen. Als Kur lässt man es über Nacht im feuchten Haar einwirken.

Kokosöl ist in seiner Konsistenz fest. Nehmen Sie daher etwa zwei Teelöffel aus dem Glas heraus und erwärmen es in den Handflächen, bis es flüssig wird. Dann in die Kopfhaut massieren und etwa eine halbe Stunde wirken lassen. Mit dem gewohnten Shampoo ausspülen. Auch Kokosöl kann man als Kur über Nacht anwenden.

Rizinusöl

Rizinusöl aus dem tropischen Wunderbaum *(Ricinus communis)* wird ebenso wie die anderen beiden Öle angewendet. Man kann auch seinem gewohnten Pflegeprodukt einige Tropfen zufügen. Alles dann gut durchschütteln, damit sich das Öl mit dem Shampoo vermischen kann.

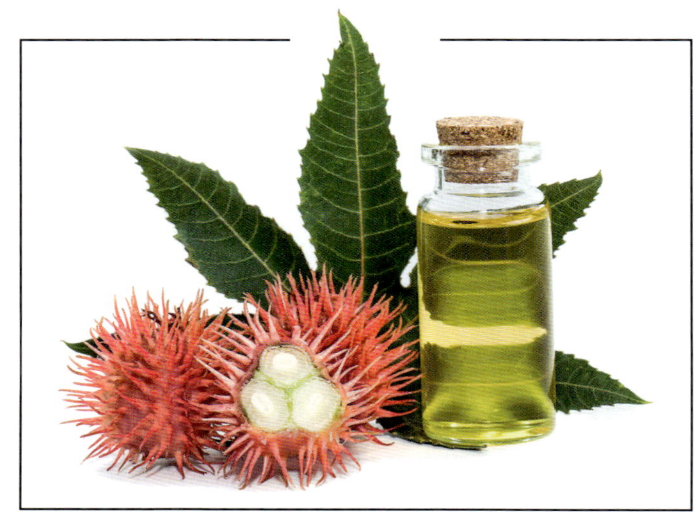

Haarmaske

Bockshornklee *(Trigonella foenum-graecum)* kann auch helfen, den Haarausfall zu mindern. Die Samen werden für die Herstellung der Maske fein gemahlen. Man kann sie aber auch direkt gemahlen im Reformhaus oder in der Apotheke erwerben. Man nimmt etwa zwei Esslöffel der gemahlenen Samen und mischt sie mit einem Esslöffel Kokos- oder Arganöl. So lange rühren, bis eine homogene Paste entstanden ist. Diese in die Kopfhaut massieren und eine halbe Stunde wirken lassen. Danach mit Shampoo ausspülen.

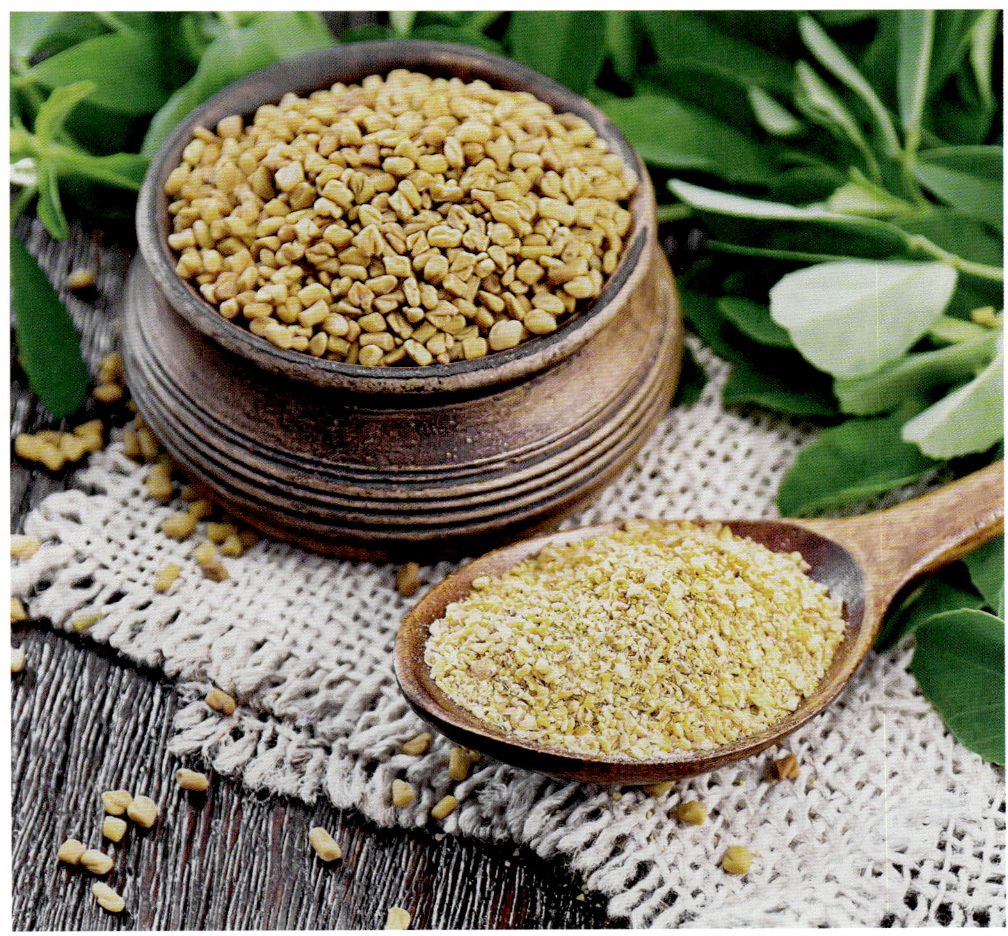

Wenn Sie während der Anwendung ein Jucken oder Brennen verspüren sollten, waschen Sie die Maske bitte direkt wieder aus. Dann kann eine Unverträglichkeit auf Bockshornklee vorliegen.

TIPP: Sollte der Haarausfall immer stärker werden, sollten Sie unbedingt medizinischen Rat einholen. Es können auch organische Ursachen sein, wie zum Beispiel eine Fehlfunktion der Schilddrüse, die für den Haarausfall verantwortlich sind.

KNOCHEN UND GELENKE

Osteoporose

Osteoporose wird meistens durch den Verlust von Kalzium in den Knochen hervorgerufen. Die Folge davon sind porös werdende Knochen, Knochenbrüche oder Knochenverformungen. Besonders Frauen sind davon betroffen. Achten Sie unbedingt auf eine gesunde und kalziumreiche Ernährung. Nahrungsergänzungsmittel erfüllen meist nicht ihren Zweck. Nahrungsmittel, die besonders viel Kalzium enthalten, sind Hülsenfrüchte, Nüsse, Tofu, Samen und grünes Gemüse.

Powersuppe

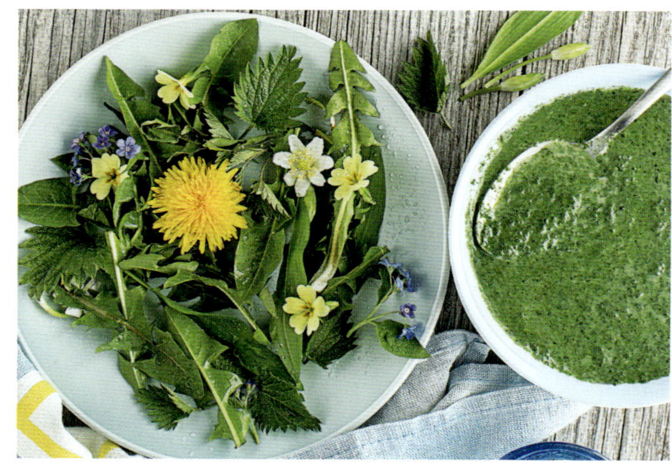

Für diese knochenstärkende Suppe, braucht man Spinat, Lauch, Knollensellerie, Zwiebeln, Brokkoli, frische Brennnesselblätter, frische Löwenzahnblätter, Kohl, Petersilie, Portulak, Amaranth und geschrotenen Hafer. Alles in einen großen Topf. Die anteilige Menge ist beliebig. Fehlt eine Zutat, so ist das kein Beinbruch (sehr passend zum Thema). Die Gemüse mit ausreichend Wasser zum Kochen bringen und weich köcheln lassen. Man kann die Suppe auch pürieren. Mit Pfeffer, Muskat, Kräutersalz, Butter und Olivenöl abschmecken.

Tee bei Osteoporose

Frauenmantel, Beinwell, Brennnessel und Ackerschachtelhalm zu gleichen Teilen mischen oder in der Apotheke zusammenstellen lassen. Einen Teelöffel der Mischung auf 250 Milliliter Wasser ansetzen und zehn Minuten ziehen lassen. Abseihen und schluckweise trinken. Am besten wirkt der Tee, wenn Sie ihn zweimal täglich trinken.

Rheuma, Gicht und Arthritis

Wenn Gelenkschmerzen auftreten, kann das mit dem benachbarten Gewebe in Zusammenhang stehen. Sehnenentzündungen und Schleimbeutelentzündungen können dafür die Ursache sein, die auf alte Verletzungen zurückzuführen sind. Sind mehrere Gelenke von den Schmerzen betroffen, kann es sich um Arthritis oder Rheuma handeln. Wenn Ihnen solche Symptome Sorgen bereiten, sollten Sie auf jeden Fall medizinischen Rat einholen. Meist wird eine Behandlung mit schmerz- und entzündungshemmenden Medikamenten vorgeschlagen. Eine Alternative dazu ist der Versuch, die Beschwerden mit Heilkräutern zu lindern. Die **Rosskastanie *(Aesculus hippocastanum)*** ist ein wirklich hilfreicher Baum bei Rheuma und Arthritis. Sie gilt schon seit langer Zeit als entzündungshemmend und schmerzlindernd.

Rosskastanientinktur

Kastanien waschen und vierteln. Am besten die Schalen entfernen. In einem starken Mixer zerkleinern oder per Hand hacken. Die Stücke zusammen mit einigen Wacholderbeeren in ein Schraubglas füllen. Mit Doppelkorn oder Wodka begießen, bis alles bedeckt ist. Das Glas gut zuschrauben und etwa sechs Wochen an einem warmen, dunklen Ort reifen lassen. Danach die Tinktur in eine Braunglasflasche abseihen.

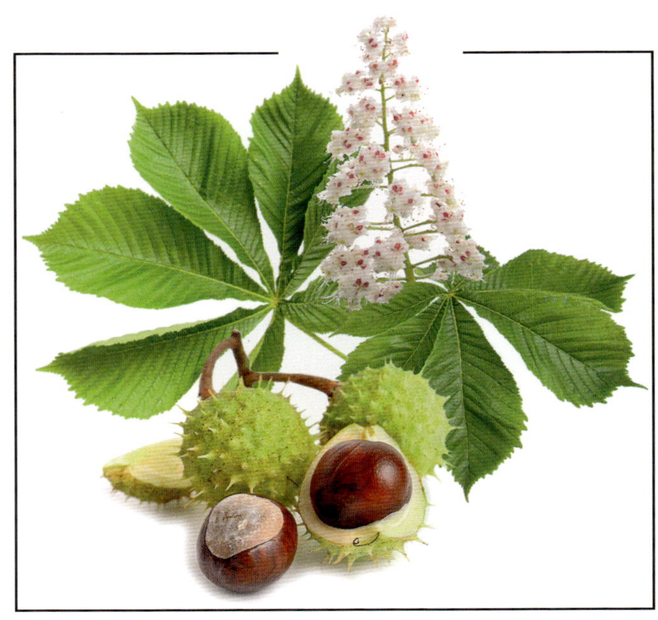

Innerlich nimmt man etwa zweimal täglich 20 Tropfen ein. Äußerlich reibt man die schmerzenden Stellen mehrmals am Tag mit der Tinktur ein. Falls die Tinktur zur Einreibung die Haut trocken macht, kann man auch etwas Jojobaöl hinzugeben.

Buchsbaummus bei Rheuma und Gicht

Der Buchsbaum *(Buxus sempervirens)* treibt nach dem jährlichen Formschnitt neu aus. Diese jungen Triebe werden geerntet und in einem Standmixer zu Mus verarbeitet. Dazu wird ein wenig Olivenöl gegeben. Achten Sie darauf, dass das Mus nicht zu flüssig wird. Am Abend nimmt man sich dann mehrere Tücher mit an die Bettkante. Das Buchsbaummus auf die schmerzende Stelle auftragen und mit den Tüchern abdecken. Am kommenden Morgen das Mus mit Wasser entfernen.

Echter Beinwell *(Symphytum officinale)* ist ebenso eine gute Wahl bei den beschriebenen Beschwerden. Sie können aus den Beinwellwurzeln eine Tinktur herstellen, die dann auf die Gelenke aufgetragen wird. Die Beinwelltinktur stellt man auf die gleiche Weise her wie die Rosskastanientinktur.

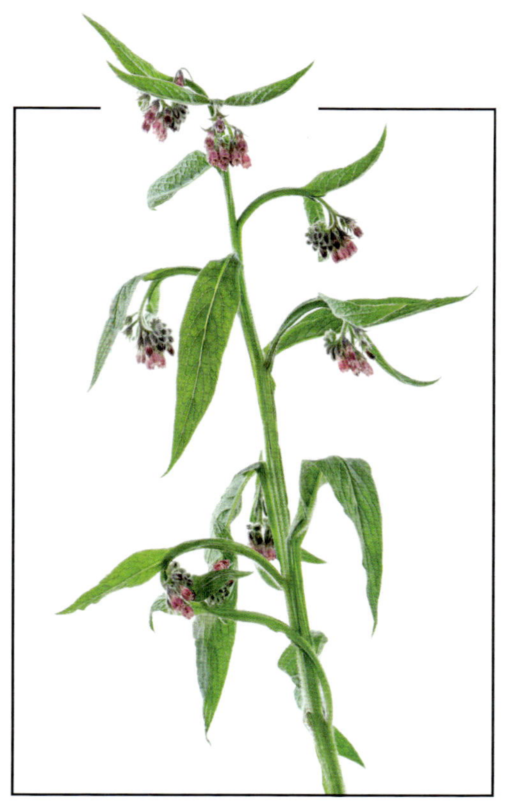

TIPP: Weitere Heilkräuter, die bei Rheuma, Gicht und Arthritis helfen können, sind Brennnessel, Weidenrinde, Mädesüß, Ringelblume, Arnika, Latschenkiefer, Rosmarin und Kohl.

Register der Beschwerden und Heilmittel

Register der Heilpflanzen

Bildnachweis:

Adobe Stock:
alessandrozocc, 29; alias612, 39; bartf, 111; Christine, 103, 108; Coan Alex, 74; Floki, 83; fotoknips, 107; Gonzalez Juanamari, 120; gratysanna, 105; Joachim, 80; JPC-PROD, 124; kalcutta, 84; kaprikfoto, 106; KMNPhoto, 55; kostrez, 121; ksena32, 112; Kulikova Tamara, 58; LeDo, 59; LianeM, 33 u., 42, 87, 97; Madeleine Steinbach, 53; Maryna Osadcha, 64; Melnik Vladimir, 119; Mühlbauer Johanna, 92; murziknata, 62; naoko, 117; New Africa, 88; oksix, 66; olhastock,15 u.; osoznaniejizni,16; PhotoSG, 113; Printemps, 94; Rau Heike, 65; Ray Park Stock Photo, 116; scerpica, 89; Schuppich M., 115; showcake, 17; Siam, 118; spline, 67, 109, 123; tanjareimann.de, 85; Tierney, 99; wingetbull, 81; Xavier, 90; Zidar Dušan, 122

Alamy Stock Photo:
unpict, 23; Zoonar GmbH, 22; Imagebroker, 35

Creative commons license:
H. Zell, 71, 77; Salicyna, 51; 4028mdk09, 47, 50; Christian Fischer, 86; Salicyna, 95; Tiger-ente, 61; O. Pichar, 98; Nikodem Nijaki,114; Sanja565658, 93; Bernd H, 68

Shutterstock:
AmyLv, 49; ArtCookStudio, 79; Biedermann R., 30; Creative Family, 91; Diana Taliun, 100; dabjola, 72; daniloarts, 43; Emilio100, 57; Fadzeyeva Liudmila, 34; Halfpoint,15 o.; kostrez, 25; Kovaleva Alexandra, 21; krolya25, 46; LesPalenik, 32; losinstantes, 101; marigold-y, 33 o.; NIKCOA, 28 u.; Nikolaeva Galina, 28 o.; nnattalli, 19; Picture Partners, 24 ; Pieter Bruin, 41; plprod, 52; Photosoft, 54; Salwiana salwiana, 38 ; Sofiaworld, 63; Steinbach Madeleine, 6, 96; tamu1500, 26; Volgutova Tatiana, 44; Zhukov Oleg, 31

Andere Urheber:
Dimos, iStock, 75; Friedrich Strauss Gartenbildagentur, 37; Gemeinfrei, 56; Jung Medien-partner GmbH, 20, 46; Klaus Dieter Häring, Elbtal, 45, 69, 82; photographieundmehr archiv 123rf, 27